FACIAL BONE
CONTOURING SURGERY
A PRACTICAL GUIDE

面部骨骼轮廓整形术

实践指南

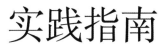

主编
Sanghoon Park

主译
张笑天　张立天

主审
柳春明　张智勇

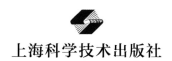

上海科学技术出版社

图书在版编目（CIP）数据

面部骨骼轮廓整形术：实践指南 / （韩）朴尚勋主编；张笑天，张立天主译 . — 上海：上海科学技术出版社，2020.1

ISBN 978-7-5478-4584-4

Ⅰ. ①面… Ⅱ. ①朴… ②张… ③张… Ⅲ. ①整形外科手术 Ⅳ. ① R622

中国版本图书馆 CIP 数据核字（2019）第 191248 号

First published in English under the title
Facial Bone Contouring Surgery: A Practical Guide
edited by Sanghoon Park
Copyright © Springer Nature Singapore Pte Ltd., 2018
This edition has been translated and published under licence from
Springer Nature Singapore Pte Ltd.

上海市版权局著作权合同登记号 图字：09-2019-054 号

面部骨骼轮廓整形术：实践指南

主编 Sanghoon Park
主译 张笑天 张立天
主审 柳春明 张智勇

上海世纪出版（集团）有限公司
上海科学技术出版社 出版、发行
（上海钦州南路 71 号 邮政编码 200235 www.sstp.cn）
浙江新华印刷技术有限公司印刷
开本 889×1194 1/16 印张 11.25 插页 4
字数：300 千字
2020 年 1 月第 1 版 2020 年 1 月第 1 次印刷
ISBN 978-7-5478-4584-4/R·1920
定价：168.00 元

内容提要

本书是关于如何进行各种面部骨骼轮廓整形手术的指导手册。原著作者 Sanghoon Park 及其团队具有 10 000 多例该项手术的经验，他们将这些宝贵经验总结在本书中，并对每一项手术的步骤进行仔细讲解与配图说明。更重要的是，本书重点体现亚洲人群面部骨骼轮廓的特点及其特殊的手术技巧，因此尤其适合我国整形外科、美容外科、口腔颌面外科的医师阅读与参考。

译者名单

主　译

张笑天　张立天

主　审

柳春明　张智勇

审校人员

（以姓氏汉语拼音为序）

高占巍　郭　军　曾　高

参译人员

（以姓氏汉语拼音为序）

白敬贤　毕宏森　黄大勇　李　石　李春财

李志海　刘彦军　卢丙仑　路　会　乔爱军

邱立东　王绍国　王自谦　张　谦

主译简介

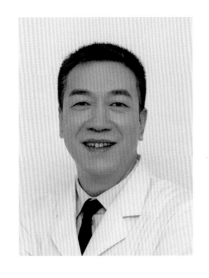

张笑天

整形外科副主任医师，北京圣嘉新医疗美容医院联合创始人，清华大学经济学管理学院 EMBA 硕士及 MBA 教育中心企业家导师。本科毕业于同济大学口腔医学院。任中国整形美容协会颅颌面外科分会理事，中国整形美容协会鼻整形分会委员，中国整形美容协会内镜分会委员，《中华医学美学美容杂志》特邀编委。擅长面部轮廓整形手术，至今和团队完成各类面部轮廓整形手术 8 000 余例。

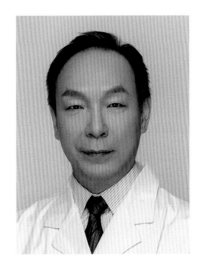

张立天

医学博士，主任医师，武警医学院教授，北京圣嘉新医疗美容医院业务院长。本科毕业于空军军医大学，博士毕业于中国人民解放军总医院（301 医院）。任中国整形美容协会内镜分会委员，中国整形美容协会颅颌面外科分会理事。从事整形外科临床及教学工作 30 年，擅长面部轮廓整形手术，尤其对颧骨下颌角整形手术有独到见解。发表论文 10 余篇，其中 SCI 论文 5 篇。

主审简介

柳春明

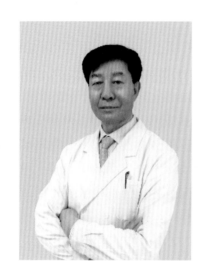

医学博士，整形外科主任医师，教授，博士生导师。毕业于空军军医大学口腔医学系，师从著名颌面外科学专家洪民教授（硕士学位）及中国整形外科学创始人宋儒耀教授（博士学位）。历任中国医师协会整形美容外科分会委员，中国医师协会颅颌面外科学组委员，美国整形外科医师协会委员，中国医疗保健国际交流促进会整形外科分会副主任委员。《中华整形外科杂志》《中华医学美学美容杂志》《中国美容整形外科杂志》等编委。在国内外专业杂志发表论文 60 余篇，其中 SCI 论文 9 篇。主编专著 1 部，获得国家发明专利 3 项、国家级科技进步奖 2 项。

张智勇

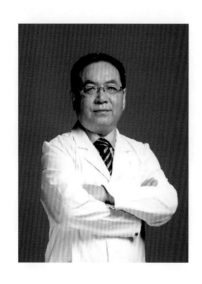

医学博士，教授，主任医师，博士研究生导师，中国医学科学院整形外科医院颌面整形外科中心主任。现担任中国整形美容协会颅颌面外科分会会长，中国医疗保健国际交流促进会颅底外科分会常委，中国医师协会美容整形外科分会常委等学术职务。《中华整形外科杂志》《中华创伤外科杂志》《中国美容整形外科杂志》等编委。国内外相关刊物发表论文 50 余篇，其中 SCI 论文 20 篇，参与编写专著 3 部。

编者名单

主 编

Sanghoon Park, M.D., Ph.D.

Center for Facial Bone Surgery, Department of Plastic Surgery, ID Hospital, Seoul, Republic of Korea

参编人员

Rong-Min Baek, M.D., Ph.D.

Department of Plastic and Reconstructive Surgery, Seoul National University College of Medicine, Seoul National University Bundang Hospital, Seongnam–si, Republic of Korea

Seungil Chung, M.D., Ph.D.

Center for Facial Bone Surgery, Department of Plastic Surgery, ID Hospital, Seoul, Republic of Korea

Baek-kyu Kim, M.D.

Department of Plastic and Reconstructive Surgery, Seoul National University College of Medicine, Seoul National University Bundang Hospital, Seongnam–si, Republic of Korea

Jaehyun Kwon, M.D.

Center for Facial Bone Surgery, Department of Plastic Surgery, ID Hospital, Seoul, Republic of Korea

Ji Hyuck Lee, M.D., Ph.D.

Center for Facial Bone Surgery, Department of Plastic Surgery, ID Hospital, Seoul, Republic of Korea

Tae Sung Lee, M.D.

Center for Facial Bone Surgery, Department of Plastic Surgery, ID Hospital, Seoul, Republic of Korea

Jongwoo Lim, M.D.

Center for Facial Bone Surgery, Department of Plastic Surgery, ID Hospital, Seoul, Republic of Korea

中文版前言

在求美者的眼中，面部骨骼轮廓手术是难度大、风险高的整形外科手术之一，但随着主流审美越来越趋向于小而精致的颜面，脸型改造的需求在东方人中持续走高。因此，每一位面部骨骼轮廓医生都带着一个使命：在保障安全的前提下，为求美者塑造出弧度流畅、美感自然的理想颌面形态。

在临床上，我们时常感觉，骨骼轮廓整形既是一种手术，但从某种意义上讲，其实也是一种艺术，它需要医生在利用手术技术的同时发挥审美潜能，以达到最好的美容效果，这对医生而言是相当大的考验。但是，我们有幸可以站在前辈的肩膀上，学习借鉴他们积累的经验，从而少走弯路。在此感谢 Sanghoon Park 博士及 ID 医院的医生团队，将他们 10 000 余例面部骨骼手术的临床经验总结成书进行分享，这对面部骨骼轮廓整形的发展贡献巨大，也是我们翻译此书的动力。作为热爱面部轮廓整形的医生，借此为这项手术的发展尽绵薄之力，希望更多同行翻卷受益。

传统意义上的面部骨骼轮廓整形包括下颌角缩小、下颌体削薄、下颏成形、颧骨降低、颧弓缩窄等，涉及肌肉、神经、血管等重要组织，同时在效果上要考虑与五官的和谐性，正、侧面的视觉美感以及预防引力下垂的问题等，都需要医生周密的术前设计、扎实的基础知识、娴熟的手术技巧以及对东西方审美差异的理解。本书从基础解剖、手术器械、美学分析、术式选择到各个部位的塑造、入路及二次修复的难题等都做了详尽的描述，相信大家能快速理解并准确掌握。

每一次向优秀的同行学习面部轮廓整形外科上的经验和理念都会让我们受益匪浅。在我们的职业道路上，遇到过不少困惑，在此我们感谢曾高教授、高占巍教授、柳春明教授和郭军博士的帮助，为我们答疑解惑，使我们不断进步。

在本书的翻译过程中，特别感谢柳春明教授和张智勇教授，是他们仔细认真的审校才有了今天的成果。尽管我们对本书的翻译投入了大量精力，但由于水平有限，疏漏不足之处在所难免，也希望读者批评指正，不吝赐教。

张笑天　张立天

英文版前言

面部骨骼外科学由 Dr. Tessier 开创，经 Dr. McCarthy 的发展演进，至今已有 60 年的历史。在此背景下，Dr. Se-Min Baek 在过去 30 年发展了面部骨骼轮廓整形外科。在韩国和纽约，我亲眼目睹了这两个学科领域的进步和发展。近年来，面部骨骼轮廓整形手术深受包括韩国在内的许多亚洲国家的欢迎。随后，它在西方国家也日益流行起来，尤其是伴随着生活在西方国家的亚洲人的手术需求增加而增加。因此，无论是在亚洲国家还是在西方国家，对于从事颌面外科的临床医师来说，目前正是学习和掌握各种面部轮廓整形技术很好的时机。

以前关于面部骨骼外科的出版物主要是整形教科书，其中少有为了美容目的的外科手术内容，因此带有一定局限性。这些出版物还缺乏关于面部轮廓整形的最新知识，其中的大多数对面部骨骼外科领域只是做了简单的介绍。面部轮廓整形外科有其基于传统颅面外科的基本技术和手术方法。但由于患者要求更好的美容效果、更短的手术时间和更快的术后恢复，因而其独有的手术技术和方法应运而生并不断改进。麻醉和护理技术的发展，也形成了更加以患者为导向的外科手术理念。对面部骨骼轮廓整形手术感兴趣并喜欢做这类手术的颌面外科医生，都必须充分理解这些变化和挑战，并有足够的准备。

本书旨在为如何运用各种外科技术做面部骨骼轮廓整形提供实用而详细的指南。为手术准备的需要，大多数教科书过于偏重原则化，并且都是"大厚本"，让人无从阅读。我发现我所在学院的许多年轻医生在术前准备阶段，都要翻阅各种面部骨骼手术的文章。本书的编写根据不同的面部骨骼手术项目分为独立的章节，以便使医生能够获得进行该项手术所需的全部知识，而不必阅读其他章节或从头到尾翻阅全书。根据我院作者们完成的 10 000 余例面部骨骼手术的临床经验，本书准确而详细地描述了他们是怎样实际进行每项手术的，并就术前患者评估、各种外科技术的详细步骤、病例研究、并发症及其处理等方面提供了全面指导。我院治疗了来自世界 30 多个国家的 6 000 余例患者，因此，本书还论述了由于种族差异而导致的不同美容需求和手术方法的变化。

在本书中，我们毫不吝啬地撰写了最新的未曾发表的实用技术。我们把当前所获成果中的绝大部分归功于我们的前辈和其他积极探索的医师。我们希望这部指南能够指导各个国家的医生在临床实践中取得最安全、最理想的手术结果。我们也希望，对于那些因面部形态缺陷而痛苦的人来说接受面部骨骼轮廓整形术是一个很好的解决方案，可以使他们快乐地生活。

最后，我们感谢所有来自 ID 医院的作者们，尤其是 Rong-Min Baek 和 Baek-Kyu Kim 教授。我个人感谢 ID 医院的所有成员，感谢他们的奉献。感谢我的家人，Junghyun 和 Jihyun，感谢他们的支持。

Sanghoon Park M. D.
ID Hospital
Seoul
Republic of Korea

目 录

第 1 篇

总 论

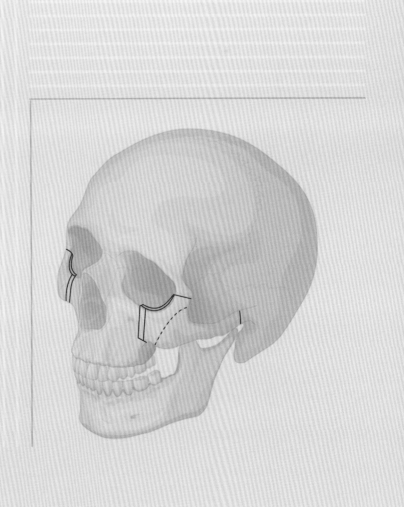

第 1 章

面部骨骼轮廓整形外科学的背景

Sanghoon Park

美貌深在骨骼

西方谚语说"美貌只靠皮囊",果真如此吗?对此我有不同见解。如果美真的只靠皮囊的话,那么,整形外科学可能就只是皮肤科里的一个章节了!并且,许多整形外科医师都有同感,即使成功完成了眼睛或鼻子的手术后,患者的容貌美学整体变化并不大。现在我们都清楚地知道,如果一个人的脸型没有变化,任何其他美容手术的效果都有局限性。一个人的脸型取决于骨骼形态。白种人和亚洲人面部的显著差异主要源自面部骨骼结构。因此,我们可以说,"美貌深在骨骼"。

美的面部结构

种族是造成面部骨骼结构差异的主要因素之一。例如,大多数白种人是长头型,而大多数亚洲人是短头型(图 1.1)。想象一下颅缝之于颅骨的发育,这就不难理解了。我们都知道短头畸形与舟状头畸形的颅骨和面部形状的不同。正如白种人的长头型面部特征类似于舟状头畸形,亚洲人的短头型面部特征也与短头畸形相似。从正面观察,不同种族的面部形状也不同,白种人的脸往往长而窄,而亚洲人的脸趋向于宽而短。因此,亚洲人的脸通常会给人一种方形的印象(图 1.2)。当我们周游世界时,

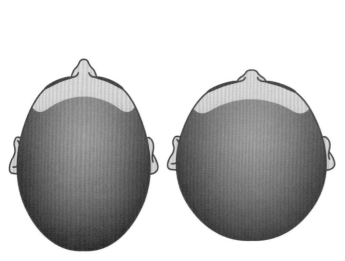

图 1.1 面部头端形状的比较。白种人长头型(左)和亚洲人的短头型(右)

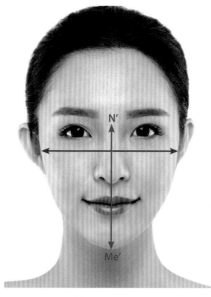

图 1.2 面部指数,正面观脸部长宽比不同。白种人的脸是狭长的,而亚洲人的脸宽而短。亚洲人的脸给人一种方形的印象

我们可以很容易地把亚洲人和欧洲人区分开来，因为他们的面部结构完全不同。那么，问题来了，"哪一种脸型是美的？"

面部结构研究

已经有许多研究描述、比较和介绍脸的形状。一般来说，方法之一是用侧面像，测量面部上、中、下三部分的位置、长度和角度。这种测量可以基于表面解剖（人体测量学）或者基于 X 线片（头影测量学）。特别是侧位 X 线片头影测量，可以获得更准确、更客观的测量结果。许多研究最终建立了美而理想的脸型标准。例如，理想的面部上、中、下三部分比例是 1：1：1，颏前点应位于鼻根点垂直线稍后的位置。另一种方法是用正面观像，面部指数是从正面观察时脸的长度和宽度比率。也可用正位 X 线片头影测量，但较少用。最近，有学者利用三维 CT 进行了三维面部研究（表 1.1）。

表 1.1　高加索人和亚洲人面部形状的比较

	亚洲人	白种人
面部形状	短头颅	长头颅
面部指数	0.98	1.09
理想的侧面轮廓	凸形	阿波罗形（Apollonian）
理想的面部比例	1：1：0.8	1：1：1

美的标准在不断变化

对理想容貌的研究表明，亚洲人和高加索人之间存在巨大的差异 [1]。在面部垂直比例方面，亚洲人比白种人更喜欢稍短一点的下巴。然而，这种审美偏好在各个国家之间也是不同的。例如，日本人通常喜欢圆而短的下巴，中国人喜欢尖而长的下巴。这些审美标准几十年来一直在变化，这是很自然的。你会很容易发现古画中的美女不再吸引你了。文化趋势也对审美标准起着重要的作用。例如，在一部电影上映后，电影明星就成为一个时髦的美的偶像。随着交通运输业的发展，美的标准趋于全球化和同步化。正如 SPA 品牌引领时尚潮流，审美标准也在大众媒体和一些跨国公司的推动下而商业化了。

面部骨骼美容外科

有多种原因需要面部骨骼矫正治疗。例如，由于机动车交通事故导致的面部骨骼损伤需要修复或重建，先天性畸形和肿瘤也是常见的原因。自 20 世纪 40 年代，Tessier、Obwegeser 等前辈开创了面部骨骼手术和颅面外科，而面部骨骼美容手术的开展则是近些年的事。Whitaker 等颅面外科医师最先开始进行面部骨骼轮廓美容手术 [2]。然而，现今流行的面部骨骼轮廓整形外科的历史则起始于 Baek 下颌骨缩小术的发表 [3]。正如你很容易产生疑问那样，亚洲和西方国家的医师所做的面部骨骼美容手术在许多方面都不一样。

为什么面部骨骼手术在亚洲会这么流行

作者对颏的正面形状进行了分类，并调查了发生率和人们的喜好 [4]（图 1.3）。在亚洲，许多人的颏是圆形的，但却希望有一个尖一点儿的 V 形下巴。这种矛盾解释了颏部整形手术的必要性。如前所述，亚洲人和西方人的面部形态差异很大。就面部的轮廓和整体形状而言，实际形状与理想形状在亚洲国家存在巨大差异，这包括韩国、中国、日本和东南亚国家。通常，接受面部骨骼整形外科手术的患者会寻求一种更加柔和的女性的形象。这些特点尤其受到亚洲国家的青睐。一些变性患者通过面部骨骼手术寻求面部女

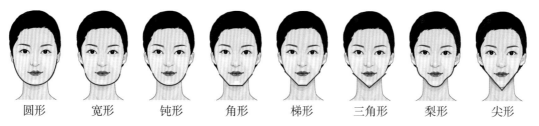

圆形　宽形　钝形　角形　梯形　三角形　梨形　尖形

图 1.3　颏部形状的分类。各种族和国家的人其颏部的形状可能有所不同，并对其形状的喜好也不相同。亚洲人的颏部较圆或较宽，但却偏好三角形或梯形的形状

性化。事实上，面部骨骼整形手术可以使一个典型的亚洲人面孔变成一个小而柔和的脸型，这正是其受欢迎和流行的原因。此外，面部骨骼手术后侧脸的改变使人看起来更加年轻，年轻和健康是人们普遍的追求，尤其是当人们变得更富裕并且手术变得更加经济和流行时。

面部骨骼外科的进展

随着手术技巧和麻醉学技术的进步，患者只需住几天院，短暂休息后就可以重返工作。面部骨骼外科的技术大多来源于颅面外科。然而，近些年来又开发了一些更专一的技术方法，也发明了一些新的器械。摆动锯的使用大大提高了下颌骨轮廓手术的质量。以前需在 ICU 住院一天的手术，现在门诊就可以完成。手术加快，时间缩短，出血量减少。正颌手术已很少需要颌间固定了。正畸治疗能够更有效地控制牙齿的排列，正颌外科手术优先的做法更受欢迎，所有影响面部骨骼手术的障碍都已被清除。

为什么会全球化

越来越多的面部骨骼外科手术在全球范围内进行。本书作者们都有来自世界各地的患者。在一些国家，面部骨骼手术并不那么流行，只有少数几位医师习惯于做这类手术。有的患者说，她们很难与自己国家的医师沟通。生活在西方国家的亚洲人仍然有自己的传统和文化，她们也希望有一个温柔女性的相貌。她们抱怨说，本国的医师不明白她们到底想要什么。手术医师首先要了解患者面部的种族特征，然后要了解其文化上的审美标准和寻求手术的动机。

医师的使命

通过阅读这本书，作者希望世界各国的读者和外科医师都能像谙熟手术技术一样，理解这个目标和背景。在美容外科，只有医师对患者的内在动机感同身受时，才能保证患者满意。

参考文献

[1] Larrabee WF, Makielski KH. Variations in facial anatomy with race, sex, and age. In: Larrabee WF, Makielski KH, Henderson JL, editors. Surgical anatomy of the face. 2nd ed. Philadelphia: Lippincott Williams & Wilkins; 2004.
[2] Whitaker LA, Pertschuk M. Facial skeletal contouring for aesthetic purpose. Plast Reconstr Surg. 1982;69(2):245–53.
[3] Baek SM, Kim SS, Bindiger A. The prominent mandibular angle: preoperative management, operative technique, and results in 42 patients. Plast Reconstr Surg. 1989;83(2):272–80.
[4] Pu L. Aesthetic plastic surgery in Asians: Principles and techniques. Boca Raton: CRC; 2015.

面部骨骼轮廓整形外科的解剖基础

第2章

Jongwoo Lim

要点

(1) 本章会提醒读者在进行面部骨骼轮廓整形手术时应该遵从的基本解剖。

(2) 下齿槽神经是下颌骨缩小术中最重要的解剖结构。由于此神经的走行变异较多，手术医师在术前和术中应牢记此神经的全程走行。

(3) 做颧骨降低或增高手术时，眶下神经是面中部最重要的神经，因此，医师术前应检查眶下孔的位置，以免在手术过程中刺激该神经。

(4) 由面部骨骼轮廓整形手术导致面神经瘫痪的情况并不多见，但它可以引起严重且持续的症状，在面部骨骼轮廓整形术中，颞支和下颌缘支是最易受损的分支。因此，手术医师在这些危险区应小心谨慎。

(5) 做下颌骨缩小手术时，有可能损伤诸如面动脉、面静脉和颌后静脉等大血管，会导致大量出血，用电凝法不易控制。因此，最好的方法是预防这些大血管损伤。

(6) 因为颏肌是唯一提升下唇和颏部的肌肉，做下颌前部前庭沟入路手术后，必须仔细恢复其连续性，如果关闭伤口时没有将此肌肉正确复位缝合，颏部软组织就会下垂，下唇也将呈现松垂的外观。

引 言

清楚掌握并深入理解面部解剖知识，对于安全可靠地完成面部骨骼轮廓整形手术至关重要。由于手术可能影响甚或损伤到某些重要的解剖结构，因此术者必须十分重视这些关键的结构，如神经和血管等。一旦这些结构发生不可逆的损伤，对患者和手术医师来说都是灾难性的。对解剖的透彻理解，不仅关系手术安全，而且也是手术良好效果的重要保证。

在颧骨缩小手术中，面神经额支在其越过颧弓稍上方的区域，遭受损伤的风险很大。Pitanguy 线精确地描述了面神经颞支中最大最重要的分支走行[1]。

在下颌骨缩小手术中，进行颏成形或下颌角截骨时，下齿槽神经及颏神经易受损伤。因此，术前评估下齿槽神经的走行对于确定安全、最佳的截骨线是非常重要的。

进行截骨操作时，要注意保护面动脉、面静脉和颌后静脉，防止大出血和相关并发症。一旦发生血管损伤大出血，尽管多数情况是可以处理好的，但涉足未深、经验不多的医师处理起来就会深感困窘、进退两难了，如果没有熟练的医师帮助，很可能会导致灾难性的并发症。因此，预防是最好的方法，尤其是预防大血管损伤。

人们可能会认为，肌肉和脂肪组织不如神经和血管那么重要，其实不然，倘若这些组织处理不当，患者会感到不适或对表面形态不满意，诸如颏部软组织下垂、颊部凹陷等。

下面内容将按顺序提醒你有关的重要解剖结构。

神经

下齿槽神经（图 2.1）

下齿槽神经是三叉神经（CN V）下颌支的最大分支，具有感觉和运动纤维。它先发出下颌舌骨肌神经分支，然后进入下颌孔[2]。下颌管的垂直高度是因人而异的，因此，术前必须认真进行 X 线影像评估。下颌管呈一条向下弯曲的曲线，位于颏孔平面的下方。Hwang 等的解剖学研究显示，颏孔与下颌管的平均距离为（4.5 ± 1.9）mm[3]。因此切记，做下颌截骨应至少在颏孔下 5~6 mm 处进行，以避免任何直接的神经损伤。下齿槽神经在下颌管中有下齿槽血管伴行。在骨管内，下齿槽神经束分出下牙神经丛，进而生成下牙支和下牙龈分支，支配牙齿和牙龈的感觉。下齿槽神经在颏孔处分成两支，其较大的分支出颏孔为颏神经，另一支由较少的纤维构成切牙束，在微管状结构内继续前行，支配下颌尖牙和切牙。

颏神经支配下唇皮肤、黏膜、颏部皮肤和前牙唇侧牙龈的感觉。颏神经出自颏孔，颏孔位于

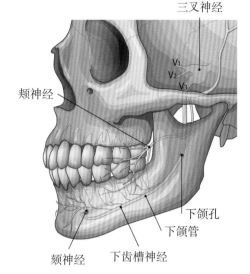

图 2.1 下齿槽神经和颏神经的走行。下齿槽神经是三叉神经下颌支的最大分支，具有感觉和运动纤维。下齿槽神经走行于下齿槽神经管中，其垂直高度因人而异。颏神经出自颏孔，颏孔位于下颌齿槽缘与下颌下缘之间的中点，通常在第二前磨牙的下方或其稍前方

下颌齿槽缘与下颌下缘之间的中点，通常在第二前磨牙的下方或其稍前方。颏神经在降口角肌下分为 3 个主要分支：一支下降到颏部皮肤，另两支上行，支配下唇皮肤、黏膜和牙龈的感觉[4]。

眶下神经（图 2.2）

眶下神经血管束是面中部手术涉及的最重要的神经血管结构。眶下神经是三叉神经（CN V）上颌支最大的皮支，其伴行的动、静脉对手术来

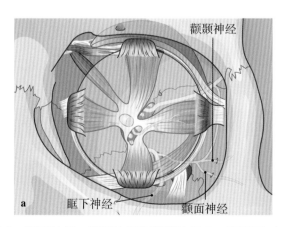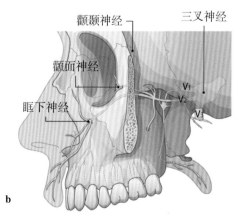

图 2.2 眶下神经、颧面神经和颧颞神经（a. 正面图；b. 侧面图）。眶下神经是三叉神经（CN V）上颌支的最大皮肤分支。眶下神经出眶下孔后发出终末支，呈扇形分布于下眼睑、鼻和上唇。颧颞神经和颧面神经穿过眶周囊，经过分离的骨膜下间隙，从眶外侧骨面穿出，支配其分布区域眶外缘和颧突的皮肤感觉

说意义不大。眶下神经出自眶下孔，该孔位于眶下缘下 7~10 mm、颧颌缝的内侧，或约在眶下缘中点下方处[3]。眶下神经出眶下孔后分为数支终末支，呈扇形分布到下眼睑、鼻和上唇。其上唇分支有 4 支，其中 3 支从肌肉和黏膜之间进入上唇，不仅分布于上唇黏膜，而且穿过口轮匝肌分布于上唇皮肤，该神经损伤后，会导致这些区域的感觉丧失或异常。因此，手术医师术前应检查眶下孔的位置，在手术过程中，特别是做颧骨降低和颧骨假体植入增高手术时，注意避免刺激此神经。在颧骨降低术中，钛板和螺钉的安放位置应适当，确认不会干扰眶下神经。钛板和螺钉靠近眶下孔可能刺激神经，因此，在神经与截骨线间距太窄的情况下，应把钛板截短。做假体植入颧骨增高手术时，应仔细雕刻和安放假体，不能压迫或干扰眶下神经。

颧颞、颧面神经（图 2.2）

手术剥离眶外壁下部软组织时，可以看到两个颧部感觉神经分支，即颧颞神经和颧面神经（三叉神经上颌支的分支）。两神经支穿过眶周囊，经过已经分开的骨膜下间隙，从眶外侧骨面穿出。颧颞神经沿眶外侧壁的神经沟上行，在颧骨的眶面进入骨管，通向颞窝。颧面神经也是走行于颧骨内的骨管中，继而穿出骨面，经颧突表面向外走行。

从下方入路做眶外侧壁骨膜下剥离时，通常需要分离颧神经的这两个感觉分支，这会造成眶外侧缘和颧突区域的皮肤感觉缺失[5]。在颧骨降低术中剥离或截骨时，可能会损伤这两支神经，导致眶外侧附近约一个硬币范围的感觉缺失。因此，做眶外侧附近的解剖分离时，应仔细操作，以辨认并尽可能保留这些神经。

面神经（图 2.3）

面神经主干（CN Ⅶ）出自颅底的茎乳孔，

茎乳孔位于乳突中部内侧深面稍前方、鼓乳裂的下端。面神经发出耳后、二腹肌后腹及茎突舌骨肌分支后，斜向外下，进入腮腺实质。继在骨性外耳道的最低点向下的垂直线上分为颞面干和颈面干，其终末支出腮腺并向前呈放射状走行，这些分支通常分为颞（额）支、颧支、颊支、下颌缘支和颈支。其中颞支和下颌缘支最重要，因为在面部轮廓整形手术中有可能遭受损伤。

颞支越过颧弓到颞部，在颧骨降低术中做颧弓剥离截骨时，医师应该十分注意避免损伤这些分支。颞支的位置因人而异，外耳道前 8~35 mm（平均 20 mm）的区域都可能有其分布[6]。

下颌缘支斜向前下走行，通常在下颌骨后缘起自颈面干，在下颌升支的下 1/3 处越过其后缘，在颈阔肌、降口角肌的深面前行，支配下唇和颏部的肌肉，如降下唇肌、降口角肌和颏肌[7]。

由面部骨骼轮廓整形手术导致的面神经瘫痪虽不常见，但可引起严重而持久性症状，如眉下垂和口角不对称。因为颞支是终末分支，交通支较其他分支少，所以更脆弱易伤。因此，在进行颧弓剥离和截骨术时，应重视面神经颞

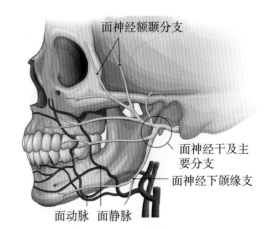

图 2.3　面神经、面动脉和面静脉。面神经（CN Ⅶ）主干从颅底茎乳孔穿出，面神经终端分支出腮腺，扇形向前分布，分为颞（额）支、颧支、颊支、下颌缘支和颈支。面动脉从颈外动脉发出，通过颌下腺动脉沟或穿过颌下腺，绕过下颌骨下缘和咬肌前缘，走行至下颌骨外面。面静脉起始于内眦静脉，与面动脉伴行至下颌骨下缘，经过颌下腺表面汇入颈内静脉

支，避免损伤。用往复锯做颏成形术、用摆锯做下颌骨轮廓整形或用电凝止血时，都有可能损伤下颌缘支，因此，在做这些手术时，手术医师应注意避免损伤下颌缘支。

血 管

面动脉（图 2.3）

面动脉（亦称颌外动脉）起始于颈外动脉，其颈段贴近咽部上行至下颌骨内侧，这期间它走行于二腹肌后腹和茎突舌骨肌深面，然后经过这两块肌肉的上面下降至下颌骨的内侧面，继而经过颌下腺表面的沟或穿行于颌下腺实质，向外绕过下颌骨下缘和咬肌前缘，出现于下颌骨的外侧面，迂曲上行，其后伴行有面静脉。

面静脉（图 2.3）

面静脉（亦称面前静脉）是面部主要的回流静脉，起始于眼鼻之间的角静脉，在下颌下缘以上通常位于面动脉的后方与其伴行。与面动脉不同，面静脉走行于颌下腺表面，最终注入颈内静脉。

颌后静脉

颌后静脉（亦称面后静脉）在腮腺的上部、髁颈的深面、由颞浅静脉和上颌静脉汇合形成。在颈外动脉的外侧，沿下颌升支后缘穿行于腮腺实质内或贴其深面下行，其内侧为颈外动脉，这两根血管的浅面均有面神经经过。在腮腺下极附近，颌后静脉发出前降交通支，在下颌角的下方连接面静脉。颌后静脉然后向后斜行，与耳后静脉汇合成颈外静脉。

下面两种情况可能损伤到这些血管：①在下颌骨缩小术中，用摆锯截骨锯得太深。②用磨头磨削骨皮质时造成软组织撕裂伤。一旦这些重要的血管损伤断裂，就会导致大出血，往往电凝不能控制。反复止血失败可能导致失血过多。遇到这种情况，可以采用止血材料如止血纱（爱惜康）填塞出血创面，从外面用手压迫至少 30 分钟，大多数情况下有助于止血。当然，最好的方法是预防这些重要血管的损伤。

肌 肉

颏肌（图 2.4）

颏肌是成对的锥形肌肉，功能是提升下唇和颏部软组织。这对肌肉被坚韧的筋膜间隔和脂肪组织分开。直接起自下颌骨前联合区、前庭沟和下切牙根尖之间的骨面。因为它是提升下唇和颏部软组织的唯一肌肉，所以做前部前庭沟入路的手术时，必须仔细地重新对合。如果关闭切口时没有把肌肉恰当地复位缝合，将导致颏部软组织下垂、下唇松垮、下牙暴露过多[3]。

颊肌（图 2.4）

颊肌的骨性附着呈线性走行，前部起于对应磨牙区的牙龈黏膜界之下的骨面，向后沿外斜线上升以至下颌升支的前外侧缘，再向后延伸到翼颌缝。颊肌由面神经颊支支配，属于表情肌系统，并具有独特的功能结构，可以产生类似蠕动的运动。其附着处剥离可导致食团输送障碍[3]。

脂 肪

颊脂垫（图 2.5）

颊脂垫由一个主体和四个"突"组成，即

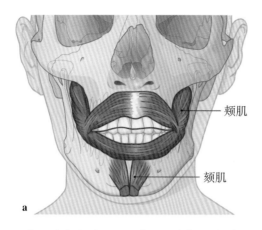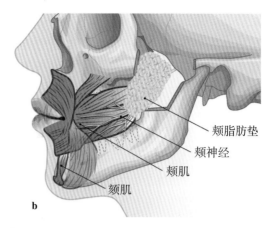

图 2.4　颏肌和颊肌（a. 正面图；b. 侧视图）。颏肌是成对的锥形的肌肉，功能是提下唇和下巴。其直接起自下颌骨前联合区、前庭沟和下切牙根尖之间的骨面。颊肌的骨性附着，前部起自磨牙相对应区域的牙龈黏膜界之下的骨面，沿下颌骨外斜线上升至升支前外侧缘，向后延伸至翼突下颌缝，具有独特的功能结构，可产生类似蠕动的运动

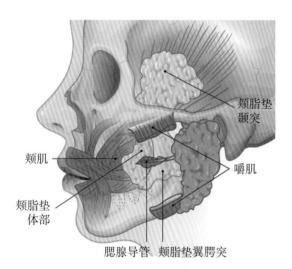

图 2.5　颊脂垫。颊脂垫由体部和四个"突"组成：颊突、翼突、翼腭突、颞突，体部处于中心位置；颊突位于颊部，位置较浅；翼突和颞突位置较深

颊突、翼突、颞突和翼腭突。体部处于中心位置；颊突位于颊部，位置较浅；翼突和颞突位置较深。

　　脂肪垫的主体部分位于腮腺导管的上方，并沿着咬肌前缘的上部延伸，向内侧止于上颌骨后面骨膜。在这个区域，脂肪垫的体部位于颊肌最上部分纤维，并沿着上颌第二磨牙上方的前庭向前移行。它向后包绕着上颌骨，并延伸至翼上颌裂，此处它与上颌内动脉的分支、三叉神经上颌支紧密接触。

　　颊部突出是脂肪垫最浅的部分，使面颊丰满。它在腮腺导管之下进入颊部，沿咬肌前缘下降到下颌磨牙后区，在颊部被覆颊肌的主要部分。在颊部，脂肪垫位于下颌升支的前方。其尾部向口内延伸，与下颌第三磨牙的咬合面相平。其前界以面动、静脉为标志，这些血管与颊脂垫处在同一平面。腮腺导管位于脂肪垫的浅面，然后穿过颊肌，在第二磨牙的对面进入口腔。脂肪垫的颊部突起受咬肌筋膜牵制。咬肌筋膜向深部延伸，与颊肌外侧面的筋膜融合，这层筋膜衬于颊脂肪垫的深面，其内紧贴颊肌[3]。

结　论

　　对关键部位解剖的透彻理解，是开展面部骨骼轮廓整形的重要前提。本章只是重温了手术中经常遇到的相关的重要解剖结构知识，诸如神经、血管、肌肉和脂肪等。医师在计划和进行面部骨骼轮廓手术时，应该重视这些解剖结构，防止发生损伤。

参考文献

[1] Pitanguy I, Ramos AS. The frontal branch of the facial nerve: the importance of its variations in face lifting. Plast Reconstr Surg. 1966;38:352.

[2] Standring S, editor. Gray's anatomy. 40th ed. Edinburgh: Churchill Livingstone; 2008.

[3] Hwang K, Lee W, et al. Vulnerability of the inferior alveolar nerve and mental nerve during genioplasty: an anatomic study. J Craniofac Surg. 2005;16: 10–4.

[4] Ellis E 3rd, Zide MF. Ed. Surgical approaches to the facial skeleton, 2nd ed., Philadelphia, U.S.A., 2006. Lippincott Williams & Wilkins.

[5] AO Foundation. AO surgery reference. https://www2.aofoundation.org/wps/portal/surgery. Accessed November 15, 2016.

[6] Al-Kayat A, Bramley P. A modified pre-auricular approach to the temporomandibular joint and malar arch. Br J Oral Maxillofac Surg. 1979;17:91.

[7] Drake R. Gray's anatomy of students. Philadelphia: Churchill Livingstone; 2010. p. 855–66.

面部骨骼外科手术入路

第 3 章

Tae Sung Lee

要点

(1) 面部切口的选择，必须考虑面部美学、面部表情肌、面神经和感觉神经的分支。

(2) 口内入路是大多数面部骨骼轮廓整形手术的主要路径，因为口腔切口完全隐蔽，又能极好地暴露大多数面部骨骼。

(3) 对于包括颧弓在内的面上和面中部骨骼手术，双侧冠状切口是常用的手术入路，切口瘢痕可以隐藏在发际线内，同时提供良好的显露。

(4) 经皮切口如 Gillies 切口和鬓角区切口常用于颧骨手术，Gillies 切口瘢痕可以隐藏在发际线内，而鬓角切口可以直接进入颧弓后部。

(5) 下眼睑入路，包括下睑缘切口和结膜切口，可以充分显露眶下缘、眶外侧缘下部和颧骨体的上部。特别是结膜入路，可以将切口瘢痕隐藏在结膜内。

引 言

面部骨骼轮廓整形手术成功的关键始于恰当的切口入路和充分的面部骨骼显露。然而，在选择合适的手术入路时，必须考虑以下几个因素。首先，在确定切口部位时，应考虑面部美观，而不仅仅是方便手术，应该尽量把切口设计在隐蔽区域，有时甚至是远离手术骨骼的部位。其次，手术切口要避免损伤面部表情肌和神经，由此导致的面瘫不仅是严重的美容并发症，而且还会引起严重的功能障碍。最后，手术切口还必须顾及从面部骨孔穿出的许多感觉神经，避免损伤造成术后感觉减退[1-3]。

手术入路

口内入路

(1) 上颌前庭沟入路。设计颧骨降低术时，通过口内上颌前庭切口可以很容易地到达颧骨体。沿切口线黏膜下注射血管收缩剂，以减少切开和剥离时的出血。手术切口应大约在牙龈黏膜交界上 5 mm 处进行，必要时，切口可向后延伸，通常延伸到第一磨牙，以便充分暴露手术部位。连续切开黏膜、黏膜下层、肌肉和骨膜。用骨膜剥离子做骨膜下剥离，掀起软组织。向上内侧分离至眶下孔，可以看到眶下神经。继

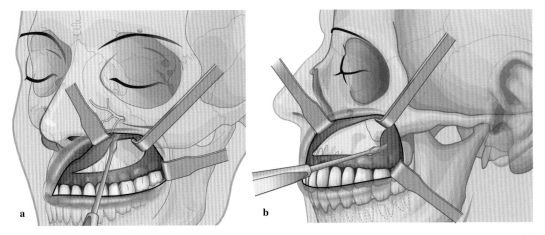

图3.1 上颌前庭入路。口内切口很容易到达颧骨体，不留外露瘢痕；分离范围：a. 向上内侧至眶下神经血管束，向上外侧至眶下缘外侧；b. 向外侧至颧牙槽嵴后方

续向上剥离到眶下缘的外侧边缘，向后可以到颧牙槽嵴的后面。关闭伤口时，用可吸收线贯穿缝合黏膜、黏膜下层、肌肉组织和骨膜层（图3.1）[1-4]。

（2）下颌前庭沟入路。口内入路是下颌骨轮廓手术的标准手术入路。切开前黏膜下注射血管收缩剂以减少切开和剥离黏膜时的出血。做前部切口时，用拉钩牵拉翻开下唇，用手术刀或电刀切开黏膜，切口长度通常从一侧尖牙到对侧尖牙，切口为弧线形或 V 形，V 形切口保留唇系带，向前朝唇侧延伸，牙龈侧留下10~15 mm 黏膜。当切开黏膜，其下面的颏肌清晰可见。切开时一定要注意避开颏神经。下颌骨体和升支部的切口位置一般在牙龈黏膜界下5 mm。切开黏膜、黏膜下层和骨膜。后段切口向上通常不要高于咬合平面。

将颏肌从骨膜下剥离显露下颌骨面。仔细地松解颏孔四周的骨膜。然后沿着下颌体及升支外侧面向后剥离。剥离应完全在骨膜下进行，以防止任何血管结构撕裂。下颌角区域的嚼肌附着的剥离，会导致此肌肉向上退缩。用直角牵开器向外侧拉开颊部组织，进一步剥离升支外侧面的嚼肌。切口后段关闭时可以一层缝合，包含黏膜、黏膜下层、肌层和骨膜。关闭切口前部则建议做两层缝合，因为要将颏肌牢固地缝回原处，这非常重要。一般用可吸收线缝合

三针，拉拢颏肌切缘，然后用可吸收线缝合黏膜（图3.2）[1-3, 5-7]。

双侧冠状切口入路

双侧冠状切口入路可用来显露面中部和上部骨骼。行面部骨骼轮廓整形手术时，双侧冠状切口可用于颧骨降低术或额头轮廓修整术。首先，在设计切口线时，必须考虑到患者的发际线。切口在顶点可以向前弯曲，平行于发际线，但在其后 5 cm。头皮冠状切口锯齿形设计可使瘢痕不明显。切口可以经耳前切口向下延

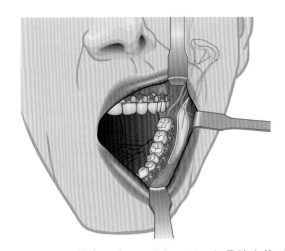

图3.2 下颌前庭入路。口内切口是下颌骨轮廓整形手术的主要入路，具有良好的视野和操作路径，不留外部瘢痕，不损伤面部运动和感觉神经

伸到耳垂水平，这种方法可以直接暴露颧弓和眶下缘。

沿切口线注射血管收缩剂，可减少切口出血。先从一侧颞上线到对侧颞上线，切开皮肤、皮下组织和帽状腱膜，显露帽状腱膜下、骨膜上的疏松结缔组织层，皮瓣可以很容易地自骨膜上分离掀起。接下来做颞上线以下的切口，此处切口应深至颞肌筋膜浅层，与颞上线以上的帽状腱膜下层相连续。

将前、后两侧的切口边缘提起 1~2 cm，可用头皮夹止血，或将出血的血管分离，用电凝止血。过多使用电凝烧灼切口缘会破坏毛囊，产生脱发。在骨膜上层掀起头皮瓣，可用手指剥离，也可用钝的骨膜剥离子剥离。在颅骨两侧可见颞筋膜，在颞上线与颅骨膜融合。分离层面就在致密的颞肌筋膜浅面。向前和向下剥离几厘米后，头皮瓣应能翻转，将帽状腱膜露在外面，如果还不能翻转皮瓣，有可能需要沿颞筋膜浅层进一步向下剥离，并向下延长皮肤切口。在帽状腱膜下继续向前剥离皮瓣到眶缘上 3~4 cm，横向切开两侧颞上线之间颅骨膜，然后继续向下在骨膜下剥离至眶上缘。皮瓣的两侧部分在颞肌筋膜浅层向下分离，接近耳廓时，在颧弓根部，即耳前，切开颞肌筋膜浅层。切口继续向上到颞上线，与之前两侧颞上线之间的颅骨膜横切口相连。向下分离应该在颞肌筋膜浅层之下，经这个层面到达颧弓

比较安全，因为面神经颞支总是在颞肌筋膜浅层的外面经过。用钝头剪在颞肌筋膜浅层下分离，见到颧弓上缘和颧骨体后缘，即沿其上缘切开骨膜，并继续向上切开颧骨体后缘与眶缘的骨膜，最终与两侧颞上线间颅骨膜横切口汇合，然后自骨膜下掀起皮瓣，完全显露颧弓外侧面、颧骨体部和眶外缘。

头皮冠状切口关闭时，建议采用软组织悬吊缝合，用可吸收缝线缝合眶缘骨膜。头皮切口分两层缝合，用可吸收线缝合帽状腱膜与皮下组织，再用非可吸收线或钉皮器缝合皮肤（图3.3）[1, 3]。

经皮的入路

（1）鬓角入路。鬓角区切口可以直接到达颧弓后部。切口长 8~10 mm，在颧弓水平，位于鬓角中线。由于切口部位与面神经额支毗邻，切开时要注意，建议皮下脂肪层采用钝性分离，而不是用电切或锋利的剪刀。当分离深至颧弓骨膜层时，锐性切开骨膜，然后用骨膜剥离子剥离骨膜，显露骨面，便于截骨和固定。缝合切口时，用可吸收线在皮下做两点缝合，然后用不可吸收线缝合皮肤（图3.4）[4, 8]。

（2）Gillies 入路。Gillies 切口位于耳轮前上方 2.5 cm 的颞侧发际内，做 2 cm 长的颞部切口，

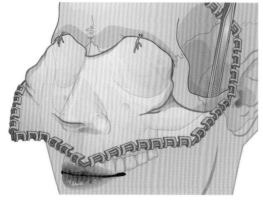

图 3.3 冠状切口入路。冠状切口可以直接暴露面上中部骨骼，尤其是可以完全到达颧骨体部和颧弓，还可能到达眶外缘和下缘

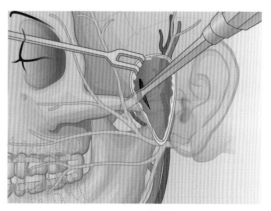

图 3.4 鬓角入路。在颧弓水平的鬓角中线做切口可以直接到达颧弓后部，手术切口与面神经额支毗邻，应加以注意

应小心避开颞浅动脉。继续解剖皮下组织和颞浅筋膜到颞深筋膜深部，然后将该筋膜切开以暴露颞肌。在此层次，将骨膜剥离子插入颞肌筋膜与颞肌间，来回向前剥离，直到颧骨的后部。关闭伤口时，头皮可以用钉皮器简单地闭合（图 3.5）[4]。

眶周入路

（1）下睑缘切口。下睑缘入路可以直接到达眶下缘、眶外侧缘和颧骨体及上颌骨的上部。首先，在眶周手术过程中，可以用暂时性睑缘缝合或角膜盾保护角膜，减少损伤。下睑缘入路切口在睫毛下方约 2 mm 处，与眼睑同长；切口过外眦后，可以循皮肤自然褶皱向外延长约 1 cm，标记切口线。注射血管收缩剂，不仅可以减少出血，还可以分离组织层面，便于薄的眼睑切开。初始切开的深度应仅在皮肤层，当皮肤完全切开时，可以看到下面的肌肉。用剪刀向眶下缘方向做皮下锐性分离约几毫米，沿切口全长分离皮肤与睑板前的眼轮匝肌，皮下分离 4~6 mm。用钝头剪刀分离眼轮匝肌，至眶外缘骨膜，然后用剪刀在皮肤切口的下方剪开肌肉。当皮肤肌肉瓣从下眼睑分开，可以向下牵拉至眶下缘以下。用刀在眶下缘下 3~4 mm 处切开上颌骨和颧骨前面骨膜。眶下神经血管束在眶下缘下 5~7 mm，做骨膜切口时应该避免损伤之。然后使用骨膜剥离子剥离上颌骨和颧骨前面的骨膜。关闭切口通常缝合两层，先缝骨膜，再缝皮肤。眼轮匝肌通常不需要缝合（图 3.6）[1-3, 9-12]。

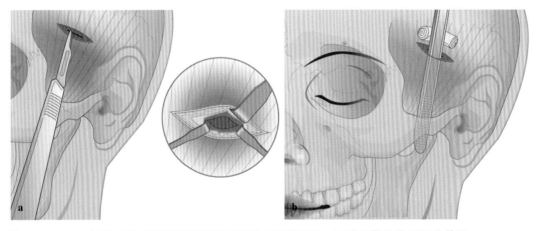

图 3.5 Gillies 入路。通过颞深筋膜深面与颞肌之间的平面，可进行颧骨体后部的截骨

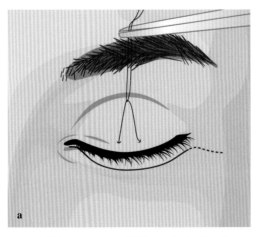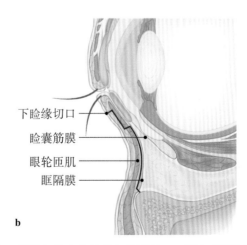

下睑缘切口
睑囊筋膜
眼轮匝肌
眶隔膜

图 3.6 下睑缘切口。a. 下睑缘切口在睫毛下约 2 mm 处，可沿自然皮肤皱纹向外延长；b. 眶矢状面显示下睑缘入路的分离层面

（2）结膜入路。类似下睑缘入路，经结膜入路可以直接暴露眶下缘、眶外侧缘、颧骨体和上颌骨的上部。放置角膜盾保护眼球。结膜下注射血管收缩剂以减少出血，用镊子将下眼睑外翻，眼睑缝合两根或三根牵引线。如果需要做外眦切开，切口则先从外眦开始，以尖头剪刀的一个尖端插入睑裂内，向外侧深至眶外缘，水平剪开外侧睑裂，被剪开的结构包括皮肤、眼轮匝肌、眶隔、外眦韧带和结膜，牵拉先前安置的牵引线翻转下眼睑，牵开下睑，很容易看到外眦韧带，垂直切断松解外眦韧带。这时下眼睑就会立即从外侧眶缘松开，更容易外翻。通过剪开外眦时在结膜上形成的小切口，用钝头剪刀向下方的眶下缘分离，在眶隔前分开袋状间隙，止于眶缘稍后方。在睑板下缘和下结膜穹窿之间中点的位置，剪开结膜并放置下眼睑牵开器，向内侧延长切口，但一定不要损伤泪囊，因为泪点很容易看见。使用牵开器将眼眶内容物向里、下眼睑向外牵开，避开内侧泪囊，将骨膜锐性切开。骨膜切口位于眶缘稍后，然后用骨膜剥离子剥离眶缘、上颌骨和颧骨前面的骨膜。所有操作应该用宽的可弯曲的脑压板保护眼球。

球并限制眶周脂肪疝出。缝合结膜前，要先做外眦下部的固定缝合，将下睑板外侧部分与其上部创缘重新缝合。用可吸收线连续缝合结膜，缝合线头可以埋在结膜下。最后，沿外眦水平切口做皮下和皮肤缝合（图 3.7）[1–3, 10, 12, 13]。

技术要点

（1）不管是上颌或是下颌的前庭入路，切口都应离开牙龈黏膜交界处约 5 mm，这有利于后续切口缝合。

（2）口内入路，应谨慎行骨膜下剥离，以免损伤眶下神经和颏神经。

（3）冠状切口入路，电凝止血可能会造成毛囊不可逆性损伤并引起脱发，影响美观。

（4）冠状切口入路，术前剃发备皮并非医学消毒灭菌所必须，头发的存在有助于辨别毛茬的方向，减少对毛囊的损伤。

（5）下睑缘入路，皮下分离时下睑组织应向上绷紧而不要向下拉，否则可能导致皮肤撕裂。

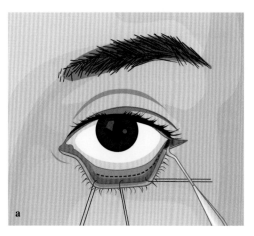
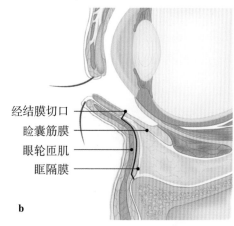

经结膜切口
睑囊筋膜
眼轮匝肌
眶隔膜

图 3.7　结膜入路。a. 先做外眦切口，之后在睑板下切开结膜，内侧不超过泪点；b. 眶矢状面显示结膜入路的分离层面

参考文献

[1] Ellis E 3rd, Zide MF, editors. Surgical approaches to the facial skeleton. 2nd ed. Philadelphia: Lippincott Williams & Wilkins; 2006.

[2] Martou G, Antonyshyn OM. Advances in surgical approaches to the upper facial skeleton. Curr Opin Otolaryngol Head Neck Surg. 2011;19:242–7.

[3] Villwock JA, Suryadevara AC. Update on approaches to the craniomaxillofacial skeleton. Curr Opin Otolaryngol Head Neck Surg. 2014;22:326–31.

[4] Park S, Kim DH, Kim T, Lee TS. The mini-zygoma reduction surgery: a simple and reliable approach for mid-face narrowing. J Craniofac Surg. 2016;27:1298–301.

[5] Park S, Lee TS. Aesthetic osseous genioplasty. In: Pu LL, editor. Aesthetic plastic surgery in Asians: principle & techniques, vol. II. Boca Raton: CRC Press; 2015. p. 703–28.

[6] Lee TS, Kim HY, Kim T, Lee JH, Park S. Importance of the chin in achieving a feminine lower face: narrowing the chin by the "mini V-line" surgery. J Craniofac Surg. 2014;25:2180–3.

[7] Lee TS, Kim HY, Kim TH, Lee JH, Park S. Contouring of the lower face by a novel method of narrowing and lengthening genioplasty. Plast Reconstr Surg. 2014;133:274e–82e.

[8] Lee TS. The importance of shaving the zygomatic process during reduction malarplasty. Int J Oral Maxillofac Surg. 2016;45:1002–5.

[9] Werther JR. Cutaneous approaches to the lower lid and orbit. J Oral Maxillofac Surg. 1998;56:60–5.

[10] Subramanian B, Krishnamurthy S, Suresh Kumar P, Saravanan B, Padhmanabhan M. Comparison of various approaches for exposure of infraorbital rim fractures of zygoma. J Maxillofac Oral Surg. 2009;8:99–102.

[11] Wilson S, Ellis E 3rd, Surgical approaches to the infraorbital rim and orbital floor: the case for the subtarsal approach. J Oral Maxillofac Surg 2006;64:104–107.

[12] Giraddi GB, Syed MK. Preseptal transconjunctival vs. subciliary approach in treatment of infraorbital rim and floor fractures. Ann Maxillofac Surg. 2012;2:136–40.

[13] Uemura T, Watanabe H, Masumoto K, Chuman T, Satake Y, Yanai T, Harada Y, Ishihara Y, Kikuchi M. Transconjunctival approach for zygomatic fracture: a single surgeon's experience of more than 20 years. Plast Reconstr Surg Glob Open. 2016;4:e757–61.

面部骨骼外科常用器械

第 4 章

Tae Sung Lee

要点

(1) 手术器械标准化可以降低并发症的发生率，并达到可预期的手术效果，从而增加患者满意度。

(2) 使用双片锯和预成型钛板进行颧骨缩减术，降低了由于技术操作错误造成的术后颧骨轮廓不对称、矫正不足或矫正过度的概率。

(3) 下颌角成形术中使用带防护装置的锯，可以减少下齿槽神经损伤、术后下颌轮廓不对称或不平滑。

(4) 额成形术中，使用预成型钛板可以很容易地使术前定量分析与额骨最终位置相符合。使用双片锯可以使截骨更精确。

(5) 手术医师为避免意外失误所做的努力是取得满意效果和降低并发症发生率的关键。

引　言

近年来，面部骨骼轮廓整形手术日益普及，其技术和效果也有了很大的提高[1]。美容手术取得满意效果的关键是满足每个求美者的变美期望和减少并发症的发生。然而，为了达到满意的手术效果，在外科手术过程中，应采取各种措施，避免意外失误，包括手术医师个人的错误。为此，必须努力规范面部骨骼轮廓整形术的手术方法，通过标准化的外科技术，使医师轻松容易、准确无误地进行手术，达到美容效果圆满、患者满意的终极目标。这里介绍几种可以在面部骨骼轮廓整形手术中使用的标准化手术器械。

手术器械

颧骨降低术

L 形截骨技术目前广泛用于颧骨降低术[1-8]。通常采用双切口完成手术，即通过口内切口实施截骨，将颧骨体向后内侧移位并固定，再经附加的耳前或鬓角切口进行截骨，将颧弓向内移位固定。手术过程中，有几个重要的细节应该由手术医师来决定[1]。

首先，需要确定颧骨体的骨切除量。骨切除的宽度决定两侧颧骨间宽度减少的量，因为颧骨内推的量是由切除骨量决定的，因此，以可预计的方法，均匀一致地切除颧骨是很重要的。双片往复锯可以用来实施这个操作。双片锯为预制成品，其双片间距有 2、3、4、5、6 或 7 mm 各种型号，可以用来做平行截骨（图4.1）。在颧骨不对称的情况下，应根据术前设计使用不同的双片锯。

其次，需要确定颧骨体部向后移动的量。通常，颧骨肥大的患者，其最大的颧突点是向前外方突出错位的[3]，因此，在矫正时，不仅要使颧骨体部向内侧移位，也要向后移位。在此步骤中，预弯成型钛板可用于精确实施后移操作，钛板的阶梯量（即弯曲量）在 0~5 mm（图4.2）。如果颧骨突出较重，应使用较大阶梯量的预成型板，反之亦然。在两侧对称的病例，使用预成型钛板很容易做到两侧相等的移位；对颧骨不对称病例，使用不同型号的钛板使颧骨体不等量移位更容易纠正两侧不对称。

第三，需要确定颧骨降低术中颧弓向内推进量。大多数颧骨突出的患者颧弓区也突出，需要向内移位而减少向外突出。如上所述，经鬓角切口做颧弓截骨，然后将颧弓截骨线前段向内推移并做坚固内固定。使用直排三孔预成型钛板，可以精确地完成所需的向内推入量，钛板的台阶高度从 0 到 4 mm 不等，钛板的选择取决于颧弓向外突出的程度（图4.2）。

下颌骨缩小术

传统的下颌角切除术是经口内入路，用摆动锯完成截骨[9-11]。但在进行截骨操作之前，可以使用有"防护装置"的摆动锯来标记设计好的截骨线[1, 12, 13]。防护锯有一个小的摆动锯片，其末端有保护片，锯片与保护片的间距有 2、3、4、5 或 6 mm 的不同型号（图4.3）。选用防护锯的型号取决于下颌骨体部切除骨量和下颌管的走行（即下颌骨下缘与神经通路之间的距离）。使用这些防护摆动锯，可以使骨切除更均匀一致、更精确。更重要的是，可以避免意外的过度切除，减少可能的神经损伤。此外，如果存在下颌缘不对称，可以使用不同型号的防护锯进行差异化骨切除。先用保护锯截骨标记，再用较大的摆锯完成骨切除术。

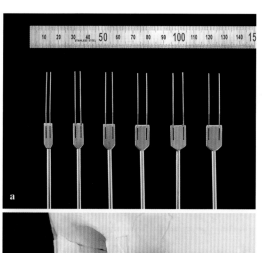
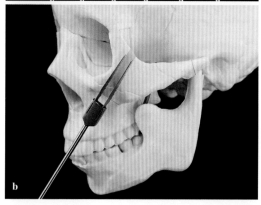

图4.1 "双片"往复锯用于颧骨降低术。a. 锯片之间的宽度不同，从 2 mm 到 7 mm 不等；b. 此锯用于颧骨体部 L 形截骨，做精确且平行的骨切除（红色区域）

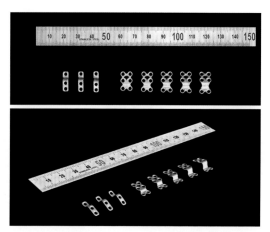

图4.2 预成型钛板，用于颧骨降低术。三孔板用于固定颧弓；六孔板用于固定颧骨，各有不同型号可用于牢固和精确的骨移位固定

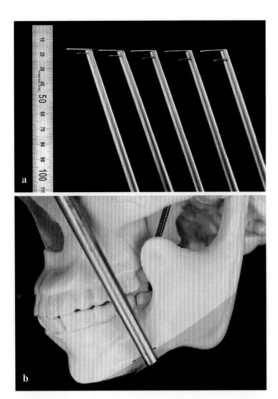

图4.3 "带防护装置的"摆动锯用于下颌骨成形术。a. 每个锯由一个小摆动锯和不同间距的保护片构成；b. 此锯可以引导下颌体部精确骨切除（红色区域），并避免过量切除和神经损伤

颏成形术

颏成形术毫无疑问是面部骨骼手术领域中最实用和多用途的手术方法，可以单独进行，或者更多的是与其他面部骨骼手术如正颌或面部骨骼轮廓整形手术联合应用[14]。例如，颏成形

术可以截骨前移或后退，矫正小颏畸形或颏前突[15, 16]。如果患者面下部短小，比例失调，可能需要做颏延长并联合面下部的轮廓修整[12, 15]。颏成形术也可以作为颏缩窄手术的一部分[13, 17]。

当需要进行骨切除时，例如颏缩窄或垂直缩短手术，可以用前面提到的双片往复锯做精确和平行截骨（图4.4）[1]。设计好颏前移或后退的量后，使用预成型钛板可以精确控制前移或后退调整的量，钛板台阶的尺寸在0~10 mm（图4.5）。选择预成型钛板的型号应根据术前头影测量分析来确定[14, 15]。通过使用预成型钛板，可以精确实现术前确定的颏前移或后退的量。

讨　论

面部骨骼轮廓整形手术的并发症可能是由于医师术前评估或是手术操作的失误引起的[1]，此处描述的标准外科手术技术和器械可以避免因手术技术失误造成的不良后果。面部骨骼手术后可能出现的并发症包括水肿、血肿和感染。除了这些一般的并发症外，颧骨缩小术后较常见的并发症还有软组织下垂、短暂的感觉障碍、不对称、矫正不足或者矫枉过正[4]。使用双片往复锯使截骨更精确可控，减少了术后不对称、矫正不足或矫正过度的可能性。并且，两侧使

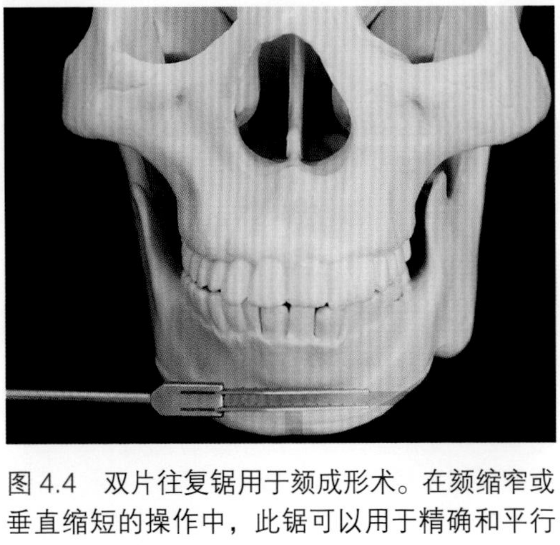

图4.4 双片往复锯用于颏成形术。在颏缩窄或垂直缩短的操作中，此锯可以用于精确和平行的骨切除（红色区域）

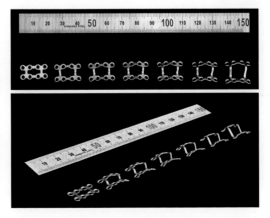

图4.5 预成型钛板用于颏成形术。该板是按照术前的测量用于调整颏前移或后退的幅度

用不同尺寸的双片锯，还可以矫正术前就存在的不对称。牢固的骨断端固定是达到完全骨性愈合和减少软组织下垂的关键，使用预成型钛板可以使颧骨体部和颧弓更精确地对位[1, 3, 6]。与以前的研究比较，使用推荐手术器械的并发症发生率降低，术后不对称发生率为 0.8% *vs.* 2.9%、过度矫正为 0.4% *vs.* 0.6%[1, 2, 18]；同样是采用口内、鬓角入路和 L 形截骨做颧骨降低术，感觉神经障碍的发生率也显著降低（6.7% *vs.* 9.4%）[1, 2, 4]。

下齿槽神经损伤、下颌骨轮廓不规则和意想不到的术后不对称等是下颌角手术特有的并发症，但如果医师采取一定的预防措施大多是可以避免的[1, 2, 18]。如果在下颌体截骨位置过高，则下齿槽神经可能遭受直接损伤，导致局部感觉缺失[1, 4, 18, 19]。应根据术前全景 X 线片精确设计截骨线。使用防护摆动锯，可以确定下颌骨的下缘，并可同时标记下颌截骨线，因此，使用防护锯开始手术截骨，可以很容易地避免神经误伤。在以往的研究中，下颌骨轮廓整形术后感觉神经暂时性麻痹发生率为 6.5%~55.9%[1, 4, 18, 20, 21-25]；然而，研究表明，应用防护摆动锯后，下颌骨轮廓整形术后感觉神经暂时性麻痹发生率为 9.1%，永久性感觉缺失则可以忽略不计（0.2%）[1]。此外，

使用有防护的锯使截骨平顺一致，可以防止术后下颌轮廓线不规则发生。此外，对术前存在下颌骨轮廓不对称的患者，可以根据术前头影 X 线片测量和医学照片设计，进行差异化截骨。用不同型号的防护锯使这种差异化截骨更准确，使术者纠正不对称的技术操作更容易。

在颏成形术中，颏在前后方向上的位置最终取决于术中临床面部外形。颏的位置应结合整个面部、鼻尖和上下唇的相互关系进行评估[14-16]。然而，由于手术过程中软组织肿胀，特别是下唇和颏部的肿胀，术者不应单纯依靠术中的测量，而应将术前定量分析作为这种情况下的客观标准。术者可用预成型钛板作为模板，更精确地向前或向后移动颏骨段，固定于恰当的位置，更易达到预期的手术效果[1]，这也可以避免因术中临时弯曲钛板而必然产生的误差。同时，在施行垂直缩短的颏成形术时，需要两道水平截骨线相互平行，并平行于咬合平面，去除两道截骨线之间的骨段[9, 15]；在此过程中采用双片往复锯，可以实现与术前设计相符的精确的平行截骨[1]。当用 T 形截骨技术进行颏缩小术时也是如此[13, 17]，由于要切除中间部分的骨段，这一步骤可以使用双片锯，以提高操作精度。

参考文献

[1] Lee TS. Standardization of surgical techniques used in facial bone contouring. J Plast Reconstr Aesthet Surg. 2015;68:1694–700.

[2] Morris DE, Moaveni Z, Lo LJ. Aesthetic facial skeletal contouring in the Asian patient. Clin Plast Surg. 2007;34:547–56.

[3] Chen T, Hsu Y, Li J, et al. Correction of zygoma and zygomatic arch protrusion in East Asian individuals. Oral Surg Oral Med Oral Pathol Oral Radiol Endod. 2011;112:307–14.

[4] Mu X. Experience in East Asian facial recontouring: reduction malarplasty and mandibular reshaping. Arch Facial Plast Surg. 2010;12:222–9.

[5] Hong SE, Liu SY, Kim JT, Lee JH. Intraoral zygoma reduction using L-shaped osteotomy. J Craniofac Surg. 2014;25:758–61.

[6] Ma YQ, Zhu SS, Li JH, et al. Reduction malarplasty using an L-shaped osteotomy through intraoral and sideburns incisions. Aesthet Plast Surg. 2011;35:237–41.

[7] Kook MS, Jung S, Park HJ, Ryu SY, Oh HK. Reduction malarplasty using modified L-shaped osteotomy. J Oral Maxillofac Surg. 2012;70:e87–91.

[8] Wang T, Gui L, Tang X, et al. Reduction malarplasty with a new L-shaped osteotomy through an intraoral approach: retrospective study of 418 cases. Plast Reconstr Surg. 2009;124:1245–53.

[9] Satoh K, Mitsukawa N. Mandibular marginal contouring in oriental aesthetic surgery: refined surgical concept and operative procedure. Ann Plast Surg. 2014;72:498–502.

[10] Khadka A, Hsu Y, Hu J, et al. Clinical observations of correction of square jaw in East Asian individuals. Oral Surg Oral Med Oral Pathol Oral Radiol Endod. 2011;111:428–34.

[11] Ying B, Wu S, Yan S, Hu J. Intraoral multistage mandibular angle ostectomy: 10 years' experience in mandibular contouring in Asians. J Craniofac Surg. 2011;22:230–2.

[12] Lee TS, Kim HY, Kim TH, Lee JH, Park S. Contouring of the lower face by a novel method of narrowing and lengthening genioplasty. Plast Reconstr Surg. 2014;133:274e–82e. discussion 283e

[13] Lee TS, Kim HY, Kim T, Lee JH, Park S. Importance of the chin in achieving a feminine lower face: narrowing the chin by the "mini V-line" surgery. J Craniofac Surg. 2014;25:2180–3.

[14] Stanton DC. Genioplasty. Facial Plast Surg. 2003;19:75–86.

[15] Ward JL, Garri JI, Wolfe SA. The osseous genioplasty. Clin Plast Surg. 2007;34:485–500.

[16] Hoenig JF. Sliding osteotomy genioplasty for facial aesthetic balance: 10 years of experience. Aesthet Plast Surg. 2007;31:384–91.

[17] Park S, Noh JH. Importance of the chin in lower facial contour: narrowing genioplasty to achieve a feminine and slim lower face. Plast Reconstr Surg. 2008;122:261–8.

[18] Kang M. Incidence of complications associated with mandibuloplasty: a review of 588 cases over 5 years. Plast Reconstr Surg Glob Open. 2014;2:e139.

[19] Han K, Kim J. Reduction mandibuloplasty: ostectomy of the lateral cortex around the mandibular angle. J Craniofac Surg. 2001;12:314–25.

[20] Cho IG, Chung JY, Lee JW, et al. Anatomical study of the mandibular angle and body in wide mandibular angle cases. Aesthet Plast Surg. 2014;38:933–40.

[21] Hsu YC, Li J, Hu J, et al. Correction of square jaw with low angles using mandibular "V-line" ostectomy combined with outer cortex ostectomy. Oral Surg Oral Med Oral Pathol Oral Radiol Endod. 2010;109:197–202.

[22] Guyuron B, Raszewski RL. A critical comparison of osteoplastic and alloplastic augmentation genioplasty. Aesthet Plast Surg. 1990;14:199–206.

[23] Chen T, Khadka A, Hsu Y, et al. How to achieve a balanced and delicate lower third of the face in Orientals by mandibular contouring. J Plast Reconstr Aesthet Surg. 2013;66:47–56.

[24] Baek RM, Han SB, Baek SM. Surgical correction of the face with the square jaw and weak chin: angle-to-chin bone transfer. Plast Reconstr Surg. 2001;108:225–31.

[25] Li J, Hsu Y, Khadka A, et al. Contouring of a square jaw on a short face by narrowing and sliding genioplasty combined with mandibular outer cortex ostectomy in orientals. Plast Reconstr Surg. 2011;127:2083–92.

第 2 篇

面下部

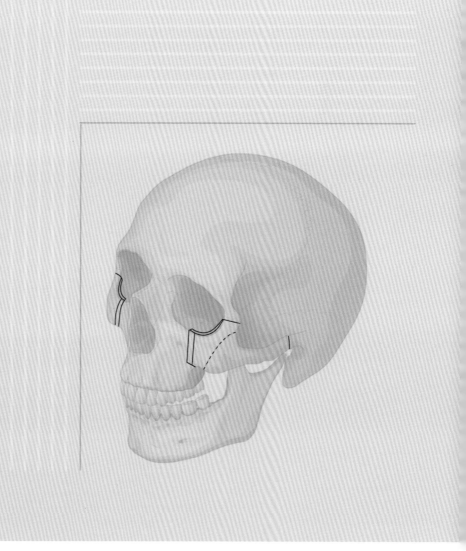

面下部美学分析和术式选择

第 5 章

Seungil Chung and Sanghoon Park

要点

(1) 突出的下颌角使亚洲人的脸呈方形，被认为没有吸引力，因为这代表粗犷的男性形象。下颌骨轮廓手术可使这种脸型变成修长的鸭蛋形脸。

(2) "下颌角切除"是这个手术的旧称，也是对手术目的的严重误解。下颌骨缩小术的目的是使下面部正面观显得修长、侧面观轮廓平滑。改变下颌平面和整个下颌骨下缘轮廓是非常关键的步骤。相反，"下颌角切除"是在下颌角部截除三角形骨块，这将不可避免地形成第二下颌角，使下颌缘轮廓不自然。

(3) 由于单独的下颌骨侧面轮廓切削可能对正面观改善作用不大，应结合颏缩窄成形术和下颌骨外板矢状切除等技术方法缩小面下部宽度。

(4) 成功的下颌骨缩小术始于仔细的术前准备和计划。要十分重视术前照片和 X 线片冠状位、矢状位和横断位的三维分析。

(5) 检查面部形状、对称性、上颌骨和下颌骨之间的关系，骨骼表面覆盖的软组织因素，并理解面部的整体平衡，这些都是必不可少的。

(6) 理想的脸型可能会因个人喜好以及种族或文化背景而有所不同。特别是在面诊不同国家或民族背景的患者时，应仔细注意他们头脑中理想或渴望的脸型。

引 言

面下 1/3 的宽度取决于下颌骨本身的宽度，它由肌肉和皮下脂肪组织包裹。一般来说，亚洲人下颌角部突出的原因是骨性下颌角向外突出，而不是由于咬肌肥大等软组织因素[1, 2]。人类学的研究显示，不同种族之间面部测量数据有着显著的差异；一个区别是，韩国人相比高加索人，往往具有更发达的面下部[3]。此外，白种人女性的平均下颌角间距为 105~109 mm[4, 5]，而韩国女性为 118~125 mm[3]。由于韩国人角间距较宽和下颌角外翻，为了使面下部轮廓变得修长柔和而常常经历下颌骨缩减手术，而白种人更愿意做下颌骨加宽手术以加强下颌轮廓线[6, 7]。自从 1989 年 Baek 报道针对亚洲人的经口内入路下颌角缩小术，迄今已发展出多种手术技术，从传统的下颌角截骨术到 "V-line 手术"[8-14]（图 5.1）。

在技术完善的基础上，为了达到令人满意的美学效果，为每种手术技术制订适当的手术适应证势在必行。分析个体的整个面部应该从透彻理解面下部脸型开始。作者根据颏的形状对面下部进行分型，这有助于确定临床治疗方案[15]（图 5.2）。

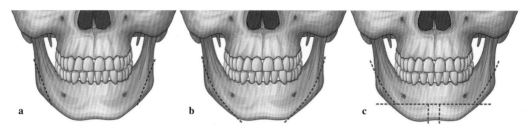

a   b   c

图 5.1 下颌骨缩小术的演变。随着对瘦小脸型的向往日益增加，下颌骨轮廓缩小术已经从简单的下颌角部分切除（a）演变为全下颌骨轮廓塑形术（b），以至最近的 V–line 手术（c），不仅缩窄下颌骨的宽度和重塑下颌轮廓线，而且采用了缩小颏的体积和控制其位置的方法，以实现修长和椭圆的下颌形状

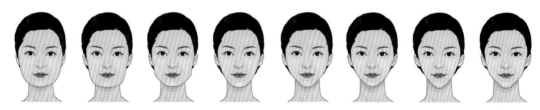

图 5.2 下颌形态分类和患者对下颌形态喜好。颏部形状应该根据个人的需求来设计，为此，患者可以自由地比较下颌骨，特别是颏部的形状，并与医师仔细地沟通

患者的咨询和评估

选择患者与咨询

我们所做的下颌骨轮廓整形手术主要分为两种类型：①单纯的角部分切除。② V–line 手术（包括颏缩窄成形术结合下颌骨下缘切除术）。这两类手术都可以结合外侧骨皮质矢状切除。仅有下颌角突出的患者，建议采用简单的角部分切除术，但在大多数情况下，更需要 V–line 手术以改变整体外形。

在手术前，手术医师必须仔细地评估并清楚地了解患者要求手术的原因，因为患者可能会一时心血来潮，匆忙地咨询整形外科医师，冲动地决定进行手术，特别是当患者遇到已经做过手术的人时更是这样。然而，她或他的期望值可能比实际结果高得多，因此他们不是理想的手术适应证患者。例如，面部软组织肥厚的患者，尽管下颌骨缩减很成功，但手术结果可能低于预期。

因此，要详细地评估和讨论患者的愿望，使该患者能够预先知道我们所能期望达到的结果。此外，皮肤质量，如弹性、皮下脂肪、颊部脂肪等情况对手术结果的预测都是非常重要的。术前需要做血液化验、尿液分析、心脏检查、胸部 X 线片，并与麻醉医师会诊。还要注意和讨论患者正在服用的药物是否影响手术。

患者评估

（1）诊断。患者的情况很容易通过临床和放射学检查做出诊断。应评估下颌前突、不对称性和咬肌肥大的轻重程度，以及皮下脂肪量的多少。可以通过咬紧牙和放松状态触诊来确定咬肌肥大程度。骨性肥大，主要在下颌角周围，用放射检查来确定。2/3 的病例显示轻度到中度角间距离增加，这是由下颌角外翻引起的，其余 1/3 的病例则显示整个下颌骨肥大，加重了整个面下部的方形轮廓。正面观面下部形状和宽度的分类见图 5.2。还应考虑到面部侧面形状和颏的高度，以及肌肉和脂肪等软组织的状况。

（2）评价。我们常规取得患者的照片和 X 线检查资料，X 线检查包括全景、头颅侧位、后前位片和三维 CT 影像。照片使用标准化技术拍照，包括正面、侧面、斜位、仰面和头顶视图。对于详细的美学分析和准确的术前规划，这些都是必要的。为精确计划手术和预防术后不对称，要认真进行照片和X线影像的三维分析，X线影像包括冠状位、矢状位和横断位X线片。检查面部形状、对称性以及理解面部整体平衡都必不可少。引人注目的美貌一般都有一定的面部比例和关系；要想准确诊断并制订最佳治疗方案，就必须透彻分析这些比例和关系。

1）冠状面。利用头颅后前位片和三维CT，可以检查下颌角突出或外翻程度、下颌体部对称性和凸度、颏部偏斜情况和形状。虽然头颅后前位片有助于分析骨骼横向差异和不对称性，但是它的缺点是在拍片时很难精确地摆正头位。然而，随着可靠的垂直基线 [垂直线起自鸡冠（Cg），经过鼻前脊（ANS），到颏的连线] 和水平参考线 [Z平面，ZA平面，J平面，连接左、右角前切迹Ag线，平行于Z平面的颏下点线] 的应用，就可以评估各横线间的平行度和面部结构的对称度了。首先，为了分析面部垂直比例，将面部长度（发际中点－颏下点）分为三部分：面上部（发际中点－眉间）、面中部（眉间－鼻下）和面下部（鼻下－颏下点）。亚洲女性的理想比例是1:1:（0.8~1），但近来，理想的面下部长度有缩短的趋势，为1:1:0.8。对面下部分析，上唇长度（从鼻下点到口点）和颏长度（从口点至颏下点）的比值通常是1:2。然而，当上唇长度（鼻下－口点）超出了正常范围（正常: 20 mm±2 mm）时，医师很难按上述比例实施手术，这就需要通过详尽的术前咨询来确认患者的需求。在水平方向上，面高度（发迹至颏下点，TR–Me）与颧骨间宽度（ZA–ZA）之比是1.3:1（女）、1.35:1（男）。理想的下颌角间宽度则应减少到颧骨宽度的70%（图5.3）。

通过检查下齿槽神经的走行，以确定能够缩窄的量、不对称切除的量（根据不对称度）、下颌角和下颌缘切除的量。全景片有助于确定下颌角和下颌体部的截骨量，以及截骨线的位置（图5.4）。

2）矢状面。通过头颅侧位片，可以观察分析面部垂直比例、下颌角形态、下颌平面与蝶鞍鼻根连线的角度（MP–SN角）和颏在垂直和前后方向的位置。理想下颌角的角度在105°~115°，下颌平面与蝶鞍鼻点连线（MP–SN）的夹角为30°~40°。通过测量和了解面上、中部的精确平衡，可以决定下颌骨切除、加长、在垂直/水平方向上前移或后退的量。通过Ricketts线确定颏前点的前后位置（图5.5）。

3）水平面。三维CT颏顶位可用于观察下颌骨的横向形状、下颌角张开度和下颌体部的凸度，也可以确认颏中线的位置，这在施行T形截骨时有助于确定颏中线移位的方向和距离。对下颌角内翻、下颌体部横向凸出的病例，做下颌体部骨外板矢状切除就会更有效地减小下颌骨的宽度（图5.6）。

手术计划需要考虑的问题

颏

"颏"一词指的是该处骨骼和其包被的软组织，颏是面下部形态的重要组成部分，做面下部轮廓整形手术应对此予以充分注意。在有些患者，单是切除下颌角和下颌缘并不能使面部显得修长，其主要原因是由于颏部宽且平坦以及面下部的U形形态。因此，除了下颌骨切除之外，想要塑造一个柔美的脸，必须缩小颏的宽度并且改变其形状和位置。颏中央切除、前移或后缩的量应根据颏的宽度因人而异。最关键的是确定颏的位置，这要在面诊患者时，观察考虑静止和张嘴笑时面下部形态的变化。

上、下颌骨关系异常

应该了解清楚上、下颌骨的关系，因为并不

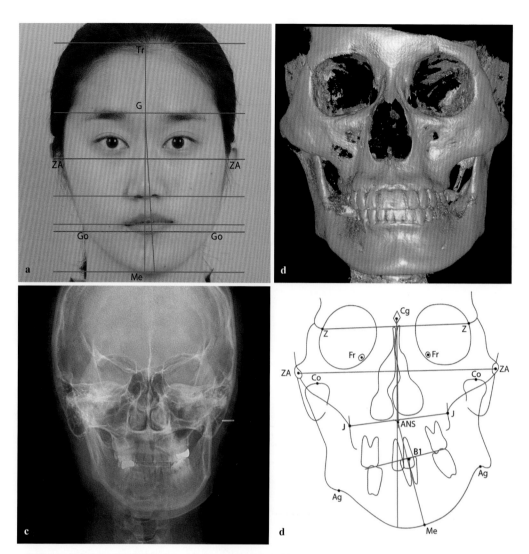

图 5.3　骨骼不对称和面部比例分析。应用可靠的垂直基线［该垂直线始于筛骨鸡冠（Cg）、经过前鼻棘（ANS）连接至颏部］和数条水平参考线（①Z 平面；②ZA 平面；③J 平面；④连接左、右角前切迹的线；⑤经颏下点平行于 Z 平面的线），可以评估各横线间的平行度和面部结构对称度。面部由水平线分为三部分，分别是颏下点线（Me）、鼻基底线、眉间线和发际线（Tr）。面下 1/3 又可以进一步由口角线分为上 1/3 和下 2/3 部。水平方向上，面长（TR－Me）与颧骨间宽（ZA－ZA）的比例是 1.3∶1（女）或 1.35∶1（男）。两侧下颌角间宽度建议减少至颧骨间宽度的 70% 为好

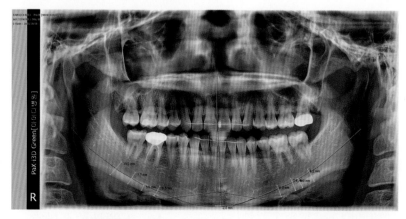

图 5.4　下颌缘截骨量的确定。下颌缘截骨量要根据全景 X 线片，考虑下齿槽神经走行来确定。如果有不对称，就必须行两侧有差异截骨术；例如，这一例患者，颏中线向右偏移 2.8 mm，右侧下颌骨下缘切除约 3.5 mm，左侧切除约 6 mm，而角部的切除量大致相同

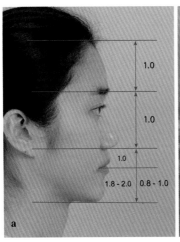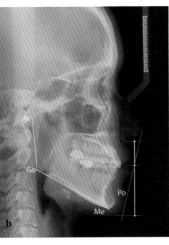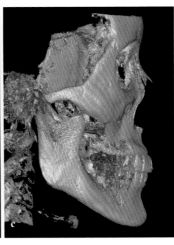

图 5.5　面部垂直比例分析和颏位置的确定。侧面照片绘制出面部三等份的美学比例。由此侧面观，参考面部比例和 Ricketts 线，以确定颏在垂直和水平方向上的位置。此例患者，计划垂直向缩短 3.5/3 mm，水平向不做任何前后移动。必须牢记，颏在垂直方向上的减少可以在一定程度上减轻颏的前凸度

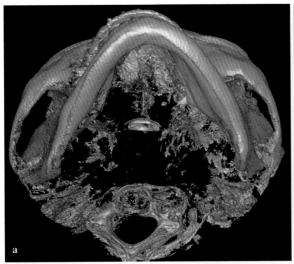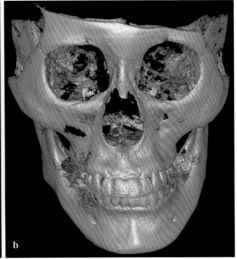

图 5.6　横向平面分析：颏顶位观。由此位置观察，可以对下颌角的外翻程度和下颌骨凸度有一个全面的评估，从而可以确定下颌骨外板矢状切除的确切部位和量。从这个角度还可以很容易地辨认颏中线，有助于不对称的诊断。此病例计划对左侧下颌骨体部做较多的矢状切除

是所有患者都有正常的颌间关系。下颌前突呈Ⅲ类咬合或下颌相对发育不足呈Ⅱ类咬合的患者，可能需要正颌手术来矫正咬合畸形。如果没有矫正Ⅱ类或Ⅲ类咬合畸形而做下颌轮廓整形术，就应考虑某些情况，以免加重原有的咬合畸形。对下颌前突表现为Ⅲ类咬合关系的患者，如果在下颌缩小术中角部切除过多，原本长的下颌轮廓线就会更加明显。因此，角部切除就要保守些，并适当做下颌骨外板矢状磨削，以减轻下颌突出

的外观。对于长脸畸形，应采取有限地下颌角切除，以防止加重陡峭的下颌平面。相反，我们需要注重减少下颌前部的垂直高度。对于下颌平面陡峭的患者，首选小 V–line 手术（mini V–line surgery），不切除下颌角，而不是 V–line 手术切除下颌下缘和下颌角。对于下颌后缩Ⅱ类咬合的患者，下颌角过度切除会造成面颈界限模糊不清。所以，推荐做保守的下颌骨切除和最大限度的下颌体部矢状磨削，并联合颏前徙成形术。

不对称

分析面部不对称性应考虑牙齿咬合和面部整体结构。如果发现照片和X线片表现不一致，就要特别注意。如果面部不对称是由于骨骼的原因，那么就要评估不对称的范围和程度。如果存在由于上颌骨两侧垂直高度不同引起的偏斜，就要让患者充分理解下颌骨轮廓整形手术对改善这种偏斜的局限性。面部不对称要弄清楚是完全由下颌骨不对称性改变引起，还是由整个面部包括上颌不对称造成的。为此，还要评估鼻尖和正中联合与正中矢状面，上、下切牙中线之间的关系，下切牙中线与骨正中联合的关系，以及两侧下颌角轮廓相对于正中矢状面的对称性。两侧下颌骨下缘差异化切除和精细地三维磨削可以改善轻度至中度下颌骨不对称。最常见的是仅限于颏相对于面部的不对称。对于颏偏向一侧的患者，下颌骨缩减后会使颏不对称更加明显，需要同时行颏水平截骨术和横向移位术。

软组织因素

肥大的咬肌是决定脸宽度的一个重要因素，应予以纠正。一般说来，单是把咬肌从下颌骨附着处剥离就能减少肌肉体积，不推荐再加肌肉切除。在严重咬肌肥大的情况下，可以注射肉毒毒素或切除咬肌内侧部分，但是需要注意这会增加肿胀、神经损伤或肌肉碎屑坏死发炎的风险。至于皮肤和皮下脂肪组织，如果患者的皮肤薄而平滑、皮下脂肪少，骨骼手术后的变化就明显，软组织下垂的概率也小，这类患者最适合做下颌骨轮廓整形手术。如果患者软组织肥厚或皮肤厚，软组织下垂的风险会很高，应告知患者有面颊软组织松垂（下颌轮廓线不平滑）的可能性，并可能需要做适当的辅助措施，包括脂肪抽吸或软组织提升。如果患者颧脂肪垫厚，颧骨体应稍微矫枉过正，以避免矫正不足。若颊部脂肪过多则可联合行颊脂垫切除术（图5.7）。

根据患者的年龄和皮肤弹性检查，若有皮

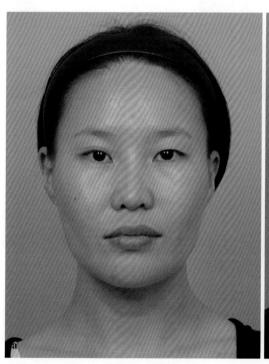
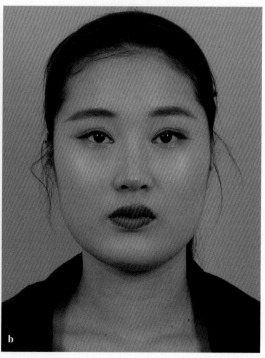

图5.7　软组织因素。a.患者皮肤薄而平滑，皮下脂肪少，骨骼手术后的变化明显，软组织下垂的可能性小；b.患者软组织肥厚，皮肤较厚，软组织下垂的风险很大，应告知患者有加重"下颌赘肉"（jowl）的可能（下颌轮廓线不规则），并可能需要适当的辅助措施，包括抽脂或面部提升手术

肤和软组织下垂则需要做提升手术。皮肤和软组织下垂的高危因素有：①年龄超过 40 岁。②面颊脂肪肥厚。③皮肤薄并松弛。④Ⅱ类咬合或颈颌界限不分明。

种族与文化背景差异

理想的脸型可能会因个人喜好以及种族或文化背景而有所不同。特别是在咨询不同国家或民族的患者时，应注意仔细了解他们认为理想的或渴望的脸型。例如，中国人喜欢颏部相对长而尖些，日本人更喜欢短而圆些，而韩国人则喜欢略呈梯形的。在做变性患者的女性化手术时，为了满足他们的特殊需要，至关重要的是最大限度地塑造女性特征，而不是简单地缩小下颌骨宽度和体积。

参考文献

[1] Baek SM, Kim SS, Bindiger A. The prominent mandibular angle: preoperative management, operative technique, and results in 42 patients. Plast Reconstr Surg. 1989;83(2):272–80.

[2] Yang DB, Park CG. Mandibular contouring surgery for purely aesthetic reasons. Aesthet Plast Surg. 1991;15(1):53–60.

[3] Park CG, Lee ET, Lee JS. Facial form analysis of the lower and middle face in young Korean women. J Korean Soc Plast Reconstr Surg. 1998;25(1):7–13.

[4] Whitaker LA, Bartlett SP. Aesthetic surgery of the facial skeleton. Perspect Plast Surg. 1988;1:23–69.

[5] Whitaker LA. Aesthetic contouring of the facial support system. Clin Plast Surg. 1989;16(4):815–23.

[6] Whitaker LA. Aesthetic augmentation of the posterior mandible. Plast Reconstr Surg. 1991;87(2):268–75.

[7] Adams WM. Bilateral hypertrophy of the masseter muscle; an operation for correction; case report. Br J Plast Surg. 1949;2(2):78–81.

[8] Gui L, Yu D, Zhang Z, Changsheng LV, Tang X, Zheng Z. Intraoral one-stage curved osteotomy for the prominent mandibular angle: a clinical study of 407 cases. Aesthetic Plast Surg. 2005;29(6):552–7.

[9] Deguchi M, Iio Y, Kobayashi K, Shirakabe T. Angle-splitting ostectomy for reducing the width of the lower face. Plast Reconstr Surg. 1997;99(7):1831–9.

[10] Han K, Kim J. Reduction mandibuloplasty: ostectomy of the lateral cortex around the mandibular angle. J Craniofac Surg. 2001;12(4):314–25.

[11] Hwang K, Lee DK, Lee WJ, Chung IH, Lee SI. A split ostectomy of mandibular body and angle reduction. J Craniofac Surg. 2004;15(2):341–6.

[12] Park S, Noh JH. Importance of the chin in lower facial contour: narrowing genioplasty to achieve a feminine and slim lower face. Plast Reconstr Surg. 2008;122(1):261–8.

[13] Lee TS, Kim HY, Kim T, Lee JH, Park S. Importance of the chin in achieving a feminine lower face: narrowing the chin by the "mini V-line" surgery. J Craniofac Surg. 2014;25(6):2180–3.

[14] Lee TS, Kim HY, Kim TH, Lee JH, Park S. Contouring of the lower face by a novel method of narrowing and lengthening genioplasty. Plast Reconstr Surg. 2014;133(3):274e–82e.

[15] Park S. Classification of chin in terms of contour and width and preference in Korean. Paper presented at 61st Annual Meeting of Korean Society of Plastic Surgery; 2007. p. 355.

口内入路标准下颌骨缩小术

第 6 章

Sanghoon Park

要点

(1) 为制订精确的手术计划和预防术后不对称，应重视照片和 X 线冠状、矢状和横断面影像的三维分析。

(2) 下齿槽神经是下颌骨轮廓缩小术中最重要的结构，术前应在曲面断层片和计算机断层扫描（CT）片上仔细检查。

(3) 切除的上界是咬合平面水平，前界是下颌骨外斜线、下颌下缘与颏神经的交汇处。

(4) 切除部分是细长的半月形状而不是三角形，切除后下颌缘略呈弧形。

(5) 如果截骨太直，不能形成平滑的过渡，就会留下"第二下颌角"，第二下颌角可被触摸到或直接显露出来。如果这个角明显，就需要进行磨削或附加截骨处理。

(6) 如果下颌角内翻伴有下颌横向凸出，需要行下颌骨体部矢状切除，会更有效地缩窄下颌骨的宽度。

引 言

亚洲人的整体面部结构通常分为短头或中头型，下颌弓和面下部骨骼较宽。在韩国、中国和日本等国家，这些特征通常被视为男性化且不美观；因此，不管男女，都想使自己的脸看起来修长清秀些。一般来说，亚洲人下颌角部突出的原因是骨性下颌角向外侧突出，而不是诸如咬肌肥大等软组织因素 [1, 2]。

1949 年，Adams 介绍了经皮入路切除下颌骨和咬肌的手术技术。1959 年，Converse 通过口内入路完成了同样的手术 [3]。1989 年，Baek 介绍了经口内入路亚洲患者下颌角缩小手术。1991 年，Yang 和 Park 介绍了下颌骨体部和正中联合处顺序骨切除的轮廓整形手术。自 20 世纪 90 年代末，一期长弧形骨切除术已被广泛应用

于下颌轮廓修整 [2]。

传统的截骨术切除下颌角和体部的下缘，可以明显改善侧面轮廓，但不能改善正面轮廓，这是因为该手术没有缩窄面下部的宽度。为了达到正面轮廓满意的外观，人们开发出了多种手术技术。1997 年，Deguchi 等报道了可以缩小面下部宽度的技术，包括磨削下齿槽神经前上的外侧骨皮质，劈除此神经后下的角部骨皮质 [4]。2001 年，Han 和 Kim 通过外侧骨皮质切除术而不切下颌角有效地缩小了下颌角间宽度 [5]。2004 年，Hwang 等介绍了这两种不同技术的同时应用 [6]。下颌骨轮廓缩小手术的演变总结如图 6.1 所示。

患者评估

术前患者评估包括体格检查和放射学诊断。

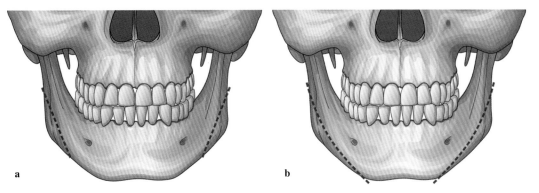

图 6.1　下颌骨轮廓缩小术的演变。下颌骨缩小手术从简单的角部切除（a）演变为随着对修长的小脸期望增加而扩展到整个下颌骨的轮廓修整术（b）

在初次会诊时，应通过体格检查来评估下颌骨的突出程度、不对称性、咬肌肥大程度和皮下脂肪的量。

冠状面

采用头颅后前位片和三维 CT 影像，诊察下颌角突出或外翻、对称度、下颌体外凸度、颏的偏斜情况和形状，观察下齿槽神经的走行，以确定下颌角和下颌骨下缘的切除量。曲面断层片有助于确定下颌角和体部的截骨量，以及截骨线的位置。

矢状面

头颅侧位片用于确定下颌角和下颌平面与蝶鞍鼻根连线的角度（MP-SN 角），理想的下颌角角度在 105°～115°，MP-SN 角在 30°～40°。

横切面

三维 CT 或颏顶位 X 线片用于明确下颌骨的横向形状、观察下颌角的收展情况和下颌骨的凸度。在下颌角向内弯曲且下颌骨体外凸的情况下，下颌骨体部矢状切除就可以有效地缩窄下颌骨的宽度。

手术方法

手术步骤如下（图 6.2）。

（1）下颌轮廓缩小术在全身麻醉下进行，无论是经鼻还是经口气管插管皆可，作者一般使用经口气管插管。

（2）患者仰卧位，肩下方垫高以延长颈部，面部用必妥碘（Betadine）溶液消毒，口腔和牙齿用稀释必妥碘溶液擦洗消毒，术野铺单要方便术中观察评估面部对称性。手术在口内进行，术野较暗，因此，佩戴头灯有助于手术操作。

（3）在上、下牙之间放置开口器。甲紫溶液画切口线。设计口腔前庭切口，从下颌升支开始向前延伸到第一前磨牙或第二前磨牙，牙龈侧保留 7~8 mm 的黏骨膜瓣，这可使切口缝合更容易。手术部位注射含 1∶200 000 稀释肾上腺素溶液的 0.25% 利多卡因。

（4）用骨膜剥离子在骨膜下剥离，暴露下颌骨体的外侧面。沿下颌升支继续向上剥离，充分暴露术区。用弯头剥离子剥离下颌骨体下缘、下颌角和升支后缘咀嚼肌纤维，以创造良好的手术野。骨膜下剥离可以防止咀嚼肌出血。剥离时应注意保护颏神经、面神经的下颌缘支、颌后静脉和面动脉。

（5）用专用的下颌角拉钩钩住下颌角，用

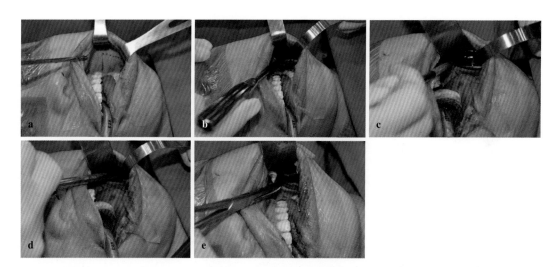

图6.2 手术步骤。a. 切口线设计；b. 骨膜剥离子剥离骨膜，显露下颌骨体的侧面；c. 用记号笔在骨头上标记截骨线，用口镜检查标记线；d. 进行长弧形截骨，用110°摆动锯进行截骨；e. 分离附着于下颌骨内侧的肌肉，用大的剥离子或电刀电灼将已截骨块内侧面的剩余翼内肌纤维剥离

甲紫或消毒铅笔在骨面标出所需的截骨线，然后用牙科口镜检查标记线。一般来说，截骨的上限不应超出咬合平面，而前界不应涉及颏部，如果截骨在垂直方向上超过咬合平面以上，将增加髁突骨折的风险。通常截骨前界应正好在颏孔下方。但截骨的上界和前界可根据具体病例进行调整。

（6）在主要截骨操作之前，使用"带防护装置的"摆动锯来标记设计好的截骨线[7]。防护锯有一个小的摆动锯片和2、3、4、5或6 mm等不同间距的保护片（参见第4章），使用防护锯的尺寸取决于下颌骨体的切除量和下齿槽神经的走行，即下颌骨下缘与神经走行之间的距离。通过使用有防护的摆动锯，可以实现均匀一致的精确截骨。更重要的是，还可以避免意外的过多切除和减少神经损伤。

（7）用保护锯标记截骨线后，再用较大的摆动锯完成截骨。全层截骨后，截除的骨块会自由移动。在这一步骤，全层截骨切透时可引起下颌骨内侧面软组织损伤，因此，手术医师应注意不要将摆动锯锯得太深。

（8）截骨完成后，通常在下颌骨内侧仍有肌肉附着，用较大的骨膜剥离子或电刀离断附着在截除骨块内侧面的翼内肌纤维，取出截除骨块。

（9）最后，用高速磨头磨平外侧骨皮质多余的骨质，使之平滑过渡。此步骤可以减小下颌骨正面宽度。

（10）对侧操作相同。术前应考虑下颌角突出的不对称度，术中做或大或小的不等量截骨。

（11）双侧创面用生理盐水冲洗，确切止血，用4-0可吸收线分两层（骨膜和黏膜）缝合伤口，两侧引流管放置1天，绷带加压包扎面部。

技术要点

（1）必须重视重要的解剖结构，通过全景片和CT片对下颌管进行术前评估，有助于医师了解下颌管的走行和其与下颌缘之间的确切距离。根据术前评估，医师可以防止造成下颌管开放和直接损伤下齿槽神经。

（2）医师术前应确定切除下颌骨的位置和量，按计划准确地完成截骨术。

（3）切除的上限通常是咬合平面，前界是下颌外斜线与下颌下缘的汇聚点。

（4）切除骨块通常是细长的半月形状而不是三角形，骨块移除后，留下略呈弧形的下颌下缘。切除骨块的斜面高度通常为 10~20 mm，长度为 30~70 mm。

（5）如果截骨线太直，下颌缘不能形成平滑的过渡，就会留下一个"第二下颌角"。此角可触及或向外突出显现，如果此角明显，就需要进一步磨削或追加截骨。

案例研究

案例 1

20 岁女性，主诉下颌角突出（图 6.3），希望下面部轮廓修长且平滑。患者下颌角间距大并伴有外翻，使得面下部看起来宽阔、呈方形、显得粗壮。患者行下颌角及下缘全层截骨和外板去除术，术后下颌角的角度和下颌平面角增大（图 6.4）。手术后 2 个月，患者下面部轮廓显得柔和清秀（图 6.3）。

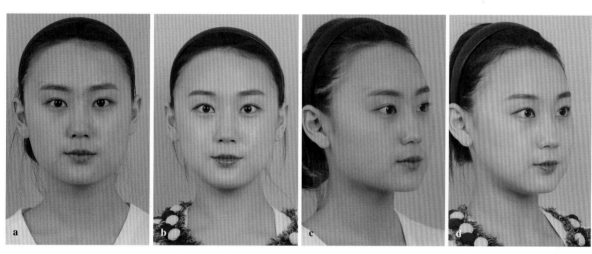

图 6.3　术前（a、c）和术后（b、d）正位和斜位片

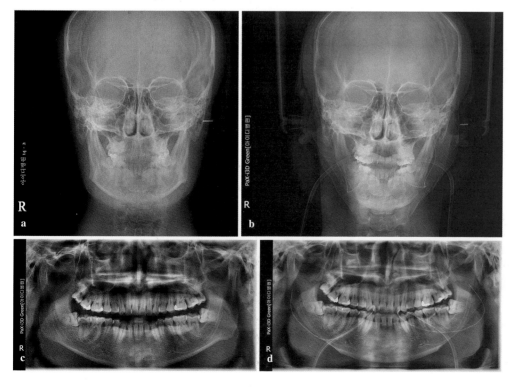

图 6.4　影像学检查：术前（a、c）和术后（b、d）头颅正位片和全景片

案例 2

28 岁女性，要求修整下颌角突出和高颧骨（图 6.5）。患者颧骨复合体突出合并下颌角肥大，显得男性化。患者同时行下颌骨轮廓缩小和颧骨降低缩窄术，术后下颌角的角度和下颌平面角增大（图 6.6）。术后 2 个月，下面部轮廓显得柔和清秀（图 6.5）。

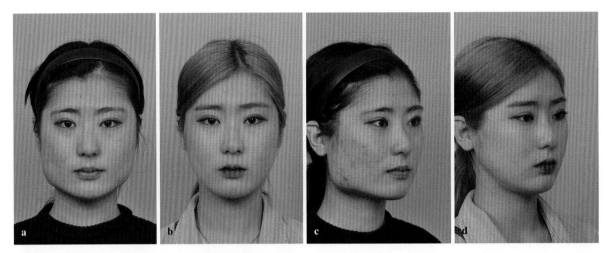

图 6.5 术前（a、c）和术后（b、d）正位和斜位片

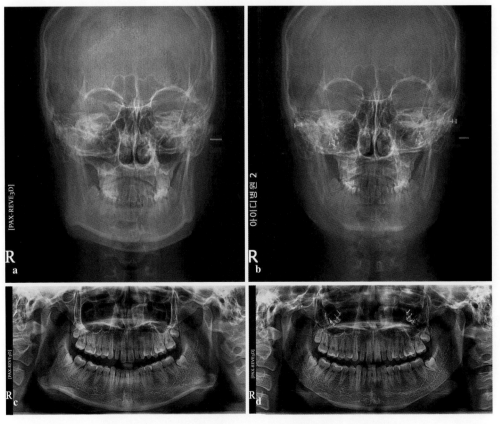

图 6.6 影像学检查：术前（a、c）和术后（b、d）头颅正位片和全景片

并发症与处理

出血和血肿

近年来术中出血的发生率有所下降，主要因为手术技术的进步和采用低压麻醉技术（平均收缩压低于 65 mmHg）。低压麻醉加上局部注射含血管收缩剂的麻药，减少出血并提高手术视野的清晰度。锯齿或锋利的骨边缘都可能会损伤血管，如果术中下颌后静脉或面动脉破损，试图止血常常会失败，因为想电凝止血较难，主要原因是出血的血管回缩到下颌骨后面，反复止血失败可能导致失血过多。做进一步骨切除或继续完成切除可能有助于暴露出血血管，必须立即决定是继续或停止。在绝大多数情况下，应用止血材料如止血纱布（爱惜康）和外部压迫至少 30 分钟可以帮助止血[8]。所以对新手来说，绝不要过多尝试用电凝止血。手术完成后，应检查颊部和颈部的软组织是否有出血或肿胀的迹象，咽喉附近的任何肿胀或出血迹象都应立即引起特别警觉，因为它可能引起气道压迫而导致致命的后果。

神经损伤

如果在下颌体部弧形截骨位置太高，有可能损伤下齿槽神经。术前拍 X 线全景片以确定下齿槽神经的走行。术中则需通过测量其行径与下颌骨下缘的距离以精确定位该神经的走行。截骨应离开下颌管和颏孔至少 5 mm，因为下齿槽管是弯曲向上出颏孔的[9]。截骨切割和钻孔时应特别小心，用大量生理盐水冲洗以防止热损伤。如果出现神经损伤或断裂，需要用 7-0 尼龙线吻合神经，以保证神经有恢复的可能性。如果神经回缩到下颌管内，则用磨削打开之，暴露足够长度的神经，达到最佳神经吻合。

感染和炎症

虽然手术后伤口感染不常见，但在下列情况下可能出现问题：术前和术后口腔卫生不良、伤口封闭不严密、冲洗不彻底、碎骨片或骨粉留在伤口内、唾液腺病损或牙周病。由于手术要切开口腔黏膜，下颌骨轮廓缩小术被认为是清洁 - 污染类手术。因此，推荐使用预防革兰阳性菌和厌氧菌的药 [阿莫西林 - 克拉维酸，头孢唑啉钠 + 抗厌氧菌药（克林霉素或甲硝唑）] [10]。我院应用 Bactacin 1.5 g（含氨苄西林 1 000 mg，舒巴坦钠 500 mg）静脉滴注，术前 1 次，术后住院期间每 8 小时 1 次；出院后口服抗生素阿莫西林 - 克拉维酸钾（Augmentin，含阿莫西林 250 mg，克拉维酸钾 125 mg）。如果有感染迹象，如持续肿胀，局部发热，切口流出脓样液体，我们会尽早做经皮穿刺引流和加压包扎，静脉注射抗生素，如头孢曲松和克林霉素。对轻度感染病例，每天随访，给予持续引流和静脉注射抗生素治疗，可控制感染。但若发生严重感染，应住院治疗，在手术室进行伤口冲洗。如果冲洗后残余创面不够干净，可在下颌后区放置引流。在这种情况下，应注意口腔伤口处理，以免形成口腔 - 皮肤瘘。

讨 论

手术入路：口内与口外入路的对比

下颌骨轮廓缩小术可采用口内入路或口外入路。传统方法一般采用口内入路并用摆锯截骨，这种入路术野小、视野差，需要有操作摆动锯的技巧。有些情况下需要在盲视下截骨，尤其是遇到下颌角内翻的患者，可以先磨削升支区或借助口镜以方便截骨。

以往曾用过口外切口入路，因为操作较容易并可直接到达下颌角[11]。近年来，下颌下切口已经很少用于常规下颌骨轮廓缩小术了。对于微创下颌骨手术，外部入路可以用颏切口或耳后切口。耳后入路瘢痕隐蔽，耗时较短，但由于下颌前部的视野不好，会导致结果不满意，所以耳后入路只适用于下颌角突出的有限患者群。

截骨类型：弧形截骨与片切截骨（图6.7）

摆动锯弧形截骨术

此术式适用于大多数下颌角肥大或下面部较宽的患者，侧面观能缩小下颌骨的后下部分。根据患者面部形态，弧形截骨的前界延伸到颏孔下方。同时做下颌角和下颌缘截骨会使下面部轮廓变得更小。

往复锯片切截骨术（外侧骨皮质切除术）

此手术系用往复锯切除下颌升支部的外侧骨皮质，能够缩小外翻的下颌角间距离，或减少正面观下颌体厚度[4, 5, 6]。但这种方法很容易造成神经损伤、软组织黏附于粗糙的骨髓腔，并且骨创面也不容易修平，因此不推荐采用。作者建议使用磨削法去除外侧骨皮质，留下一薄层骨皮质，这样容易控制下颌骨的形状，保证自然的愈合过程。

不对称问题

分析面部不对称性应考虑牙齿咬合和面部整体结构。尤其注意的是，实际照片和X线片经常出现不一致现象。如果面部不对称是由骨骼因素造成的，就要进一步评估不对称的程度和范围。如果由于上颌骨垂直高度差异造成的偏斜，那么应让患者充分了解下颌骨轮廓手术对改变这种偏斜的局限性。下颌骨下缘不等量切除和精细的三维磨削可以改善下颌骨轻度至中度不对称。最常遇到的是局限于颏部的不对称。对于颏偏向一侧的患者，下颌骨轮廓缩小会使颏不对称更加明显，这就需要同时进行颏水平截骨和横向移动。

软组织因素

肥大的咬肌是决定脸宽度的一个重要因素，应予以纠正。一般说来，单是将咬肌从下颌骨剥离就可以减少肌肉的体积，不推荐再加肌肉切除。在咬肌重度肥大的情况下，可以注射肉毒毒素或切除咬肌内侧部分，但是，这会增加组织肿胀、神经损伤或坏死肌肉碎屑发炎感染的危险。如果颊部脂肪过多，可联合行颊脂垫去除术。根据患者的年龄和皮肤弹性，如有需要可行皮肤和软组织提升术。皮肤和软组织下垂的高危因素是①年龄超过40岁。②面颊脂肪肥厚。③皮肤薄且松弛。④Ⅱ类咬合或颈颌界线不分明。

种族与文化背景差异

理想的脸型可能会因个人喜好、种族或文化背景不同而有所不同。特别是咨询不同国家

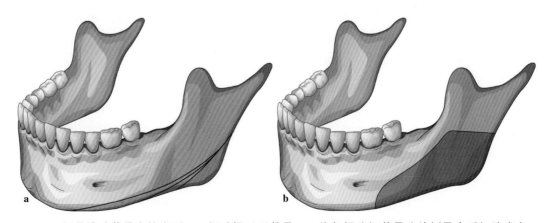

图6.7　下颌骨缩减截骨术的类型。a. 摆动锯弧形截骨；b. 往复锯片切截骨（外侧骨皮质切除术）

或民族的患者时，应仔细了解他们理想的或渴望的脸型是什么样的。例如，中国患者比较喜欢尖下巴，而日本人更喜欢圆下巴，韩国人则喜欢略呈梯形的下巴。对于变性患者的女性化手术，为了满足他们的特殊需求，要最大限度地展现女性特征，而不是简单地减少下颌骨的宽度和大小。

上、下颌骨之间骨性关系异常

应该了解清楚上下颌骨间的关系，因为并不是所有患者都有正常的颌间关系。下颌前突呈Ⅲ类咬合或下颌相对发育不足呈Ⅱ类咬合的患者，可能需要正颌手术来矫正畸形。如果没有矫正Ⅱ类或Ⅲ类咬合畸形而做下颌轮廓修整术，应考虑以下特点，以免加重上、下颌之间的不协调问题。对于下颌前突表现为Ⅲ类咬合关系的患者，如果在下颌轮廓缩小术中下颌角切除太多，原本就长的下颌轮廓线就会更加明显。因此，下颌角切除应保守些，并适当做矢状削减，以尽可能减小下颌前突的外观。对于下颌后缩Ⅱ类咬合的患者，下颌角过度切除会使面颈界线更加模糊不清。因此建议做保守的下颌骨切除、最大限度的下颌骨体部矢状磨削、联合颏前徙成形术。对于长脸畸形，下颌角切除应有所限制，以免加重原本陡峭的下颌平面。

参考文献

[1] Baek SM, Kim SS, Bindiger A. The prominent mandibular angle: preoperative management, operative technique, and results in 42 patients. Plast Reconstr Surg. 1989;83(2):272–80.

[2] Yang DB, Park CG. Mandibular contouring surgery for purely aesthetic reasons. Aesthet Plast Surg. 1991;15(1):53–60.

[3] Adams WM. Bilateral hypertrophy of the masseter muscle; an operation for correction; case report. Br J Plast Surg. 1949;2(2):78–81.

[4] Deguchi M, Iio Y, Kobayashi K, Shirakabe T. Angle-splitting ostectomy for reducing the width of the lower face. Plast Reconstr Surg. 1997;99(7):1831–9.

[5] Han K, Kim J. Reduction mandibuloplasty: ostectomy of the lateral cortex around the mandibular angle. J Craniofac Surg. 2001;12(4):314–25.

[6] Hwang K, Lee DK, Lee WJ, Chung IH, Lee SI. A split ostectomy of mandibular body and angle reduction. J Craniofac Surg. 2004;15(2):341–6.

[7] Lee TS. Standardization of surgical techniques used in facial bone contouring. J Plast Reconstr Aesthet Surg. 2015;68:1694–700.

[8] Neligan PC. Principles. In: Neligan PC, editor. Plastic surgery, vol. 1. 3rd ed. Seattle: Elsevier Saunders; 2012. p. 179–83.

[9] Lo LJ, Wong FH, Chen YR. The position of the inferior alveolar nerve at the mandibular angle: an anatomic consideration for aesthetic mandibular angle reduction. Ann Plast Surg. 2004;53(1):50–5.

[10] Salmerón-Escobar JI, del Amo-Fernández de Velasco A. Antibiotic prophylaxis in Oral and Maxillofacial Surgery. Med Oral Patol Oral Cir Bucal. 2006;11(3):E293.

[11] Morris DE, Moaveni Z, Lo LJ. Aesthetic facial skeletal contouring in the Asian patient. Clin Plast Surg. 2007;34(3):547–56.

下颌骨矢状截骨术：我们做得对吗 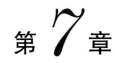 第 **7** 章

Sanghoon Park

要点

(1) 下颌骨矢状切除术对减少下面部宽度有重要作用。

(2) 传统的矢状切除方法主要是切除下颌升支和下颌角区的外侧骨皮质，这种方法存在问题，导致误解。

(3) 下颌角无论是直的还是外翻，下颌骨最宽的部分是在下颌角区；但如果下颌角内翻，最宽的部分是在下颌骨升支处，轮廓截骨术后，移至距下颌骨后缘前 1~2 cm 的升支处。

(4) 下颌骨最厚的部分在升支与体部斜线交界区。

(5) 下颌体矢状切除应包括最宽体点 (maximal body point, MBP) 和最宽升支点 (maximal ramus point, MRP)，而不是下颌角，如此才能发挥最大作用。

引 言

对于具有方大下颌骨的亚洲女性来说，下颌骨缩小术是一种流行的手术，可以使脸变小。下颌骨缩小术的两种最常用方法是下颌骨轮廓修整术和下颌骨矢状切除术 [1-6]。最近，有报道说，下颌骨矢状切除对于缩窄面部正面宽度非常重要 [4-8]。根据先前报道，下颌骨矢状切除术主要切除下颌升支和下颌角区的外侧骨皮质 [4, 5] (图 7.1)。然而，我们在下颌矢状切除术中遇到了一些问题。

(1) 下颌骨后部很薄，能切除的骨量有限，在这样的条件下，在下颌骨后部矢状切除可能会发生并发症，如神经及软组织损伤和髁突意外骨折。

(2) 通常遇到下颌角内翻，减少面部正面宽度的效果不大。

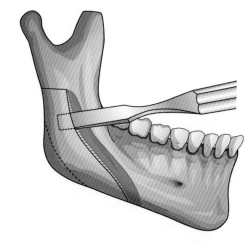

图 7.1　下颌骨矢状劈开截骨术的手术设计：截骨是在下颌角和体区

(3) 大多数下颌缩小的病例，是下颌矢状切除联合下颌轮廓修整术。下颌骨后部，包括突出的下颌角，在下颌轮廓修整时已被去掉，只留下较小的角部。然而，下颌骨中最突出的部分是下颌骨体部，而不是下颌角。

作者希望纠正以往文献中有关下颌骨矢状

切除术的误解，作者还想设计一种安全有效的下颌骨矢状切除方法，用于下颌骨切除。

患者的术前评估

在一般的术前评估中，重要的是正面观的下颌骨突出度。首先，在初次咨询时进行体格检查，评估咬肌肥大程度和皮下脂肪厚度。通过后前位头颅 X 线片和三维 CT，对下颌角突出或外翻的程度进行评估，仔细检查下颌体的形状和外凸。全景片对矢状切骨没有帮助。手术前在脑中过一遍矢状切骨的三维图像。

矢状切除下颌骨的指征为下颌体部，尤其是斜线周围最厚。我们做下颌骨缩小术时，一般为矢状切除联合轮廓修整；有些患者矢状切除效果不好，如下颌骨薄和颊脂肪少的患者。

手术技术

我们的下颌骨缩小手术采用下颌骨轮廓修整联合矢状切除术。突出的下颌角和下颌体较低的部分被切除，然后，通过磨削外侧骨皮质矢状去除下颌骨最突出的部分，还保证了下齿槽神经的安全。矢状去骨只在下颌骨体最厚的区域（图 7.2）。

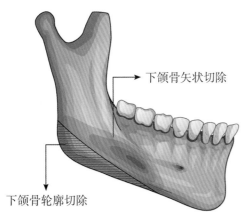

图 7.2　作者的设计和实际切除区，下颌矢状切除术的设计，切除区与传统描述的比较

下颌骨矢状去除术只去除下颌骨体区。术后第 1 天，拔除引流管，全部出院。大多数患者对术后的外形感到满意，无严重并发症发生。

根据轴位 CT，下颌骨有两种外轮廓，下颌骨呈直线型或外凸型（图 7.4），下颌角向外翻，这类患者，角间距离是最宽的（W3）。然而，在下颌骨呈向内弯曲型（图 7.5），下颌角向内翻，最突出的区域是下颌骨后缘前 1~2 cm（P2）。作者把这一点命名为最大升支点（MRP）（图 7.5 和图 7.6），这个区域是最宽的，而且，这种类型的患者，升支点间宽度（W2）大于角间宽度（W3），且体现面部宽度。

CT 扫描观察下颌骨体，其最宽点是下颌骨体表面线（A）与升支表面线（B）的交点（图 7.3~图 7.5），此点（P1）通常是最厚的，平均厚度为 17.8 mm，而后侧下颌角角区厚度为 6.4 mm，被命名为最大体点（MBP）。

通过 CT 扫描，用三条线、两个点和三个宽度来描述下颌骨的形状（图 7.4~图 7.6）。下颌骨体表面线为体表线（A），下颌升支表面线为升支表线（B），在内弯型下颌骨，在升支后为第三线，命名为升支后表线（C）。在 CT 片上，

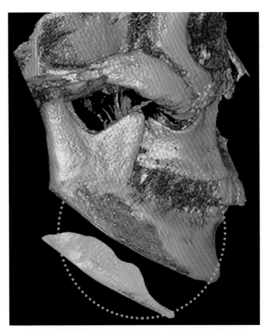

图 7.3　下颌骨矢状切除联合下颌轮廓切除术：矢状切除术主要在肥厚的下颌骨体区

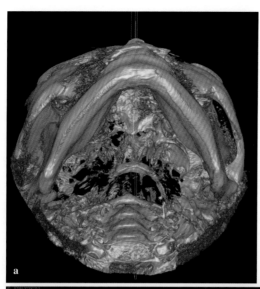

图 7.4　下颌骨直线型或外翻型。a. 轴位下颌骨三维视图；b. 轴位图，下颌角区最突出，角间距离最宽（W3）

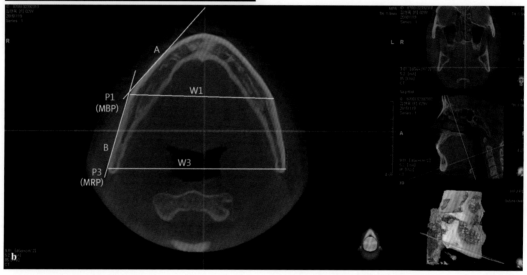

下颌骨体最大点在最宽点（通常为最厚点），即体表线和升支表线的交点（P1）；升支最大点在升支表线与升支后表线的交点（P2）。

　　两个点在下颌骨矢状切除中具有重要的临床意义，升支最大点是下颌骨的最宽点，应切除，以缩窄面部宽度。下颌骨内翻型，单行轮廓截骨术，脸的宽度根本没有变化，导致患者不满意；如果联合矢状切除下颌骨，减少升支最大点，会使面部宽度有效地缩窄，从而取得令人满意的瘦脸效果。下颌骨体最大点通常是下颌骨体最厚的，最大限度的矢状去骨是可能的，此点也是下颌骨体间最宽的，且在此适当去骨是塑造小脸和漂亮下颌线的关键。

　　术后 CT 片显示，矢状下颌骨切除区包括这两个点，该区域主要是沿着下颌斜线的下颌骨体（图 7.3）。

技术要点

（1）矢状切除通常联合轮廓截骨术。

（2）矢状下颌切除区包括 MBP 和 MRP，这个区域主要是沿着下颌斜线的下颌骨体。

（3）矢状劈开外侧骨皮质增加神经损伤的风险，达不到更好的缩小效果，磨头磨削外侧骨皮质安全有效。

（4）磨削时保留一薄层外侧骨皮质，不要暴露骨髓质。

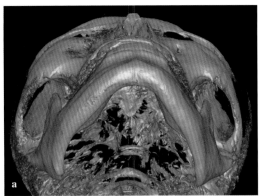

图7.5 内翻型下颌骨。a.轴位下颌骨三维视图；b.轴位图，升支后缘向内翻，最大升支点是最突出的，相比两侧角间距离（W3），两侧升支间距离（W2）最宽

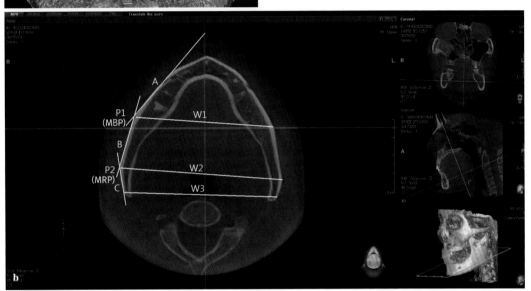

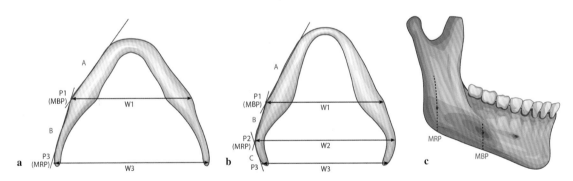

图7.6 轴位下颌骨形态示意图。图为直线型或外翻型（a）、内翻型（b）。图中可见体表面线（A）、升支表面线（B）、升支后表面线（C）。比较哪个能代表面宽度：直线型或外翻型的角间距离（W3），内翻型的升支间距离（W2）。MRP和MBP在下颌骨表面的位置（c）

案例研究

案例1

患者女性，25岁，主诉国字脸，下颌骨体宽而厚实。为了达到正面观脸小的效果，行颏部缩小和下颌骨轮廓修整术，还行磨削下颌骨体外层骨皮质术。结果非常成功，下脸由U形变为V形（图7.7）。

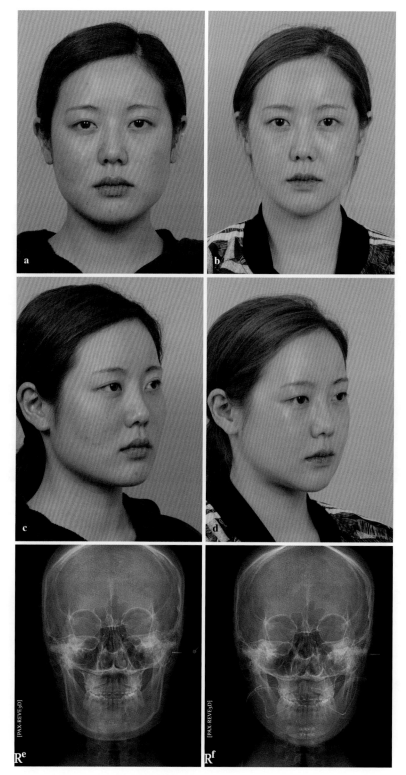

图 7.7　患者行下颌骨矢状切除术和颏缩小术

案例 2

　　患者女性，27 岁，想要面下部缩小。患者颏部宽且不对称，下颌骨体厚。行下颌骨体最厚点矢状磨削术，同时行颏缩小成形、下颌骨轮廓修整和颧骨降低术。患者非常满意（图 7.8）。

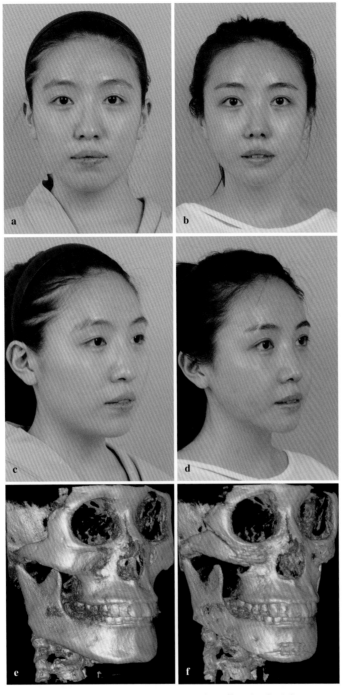

图 7.8　患者行下颌骨矢状切除、轮廓修整和颏成形术

并发症及处理

神经损伤

下颌骨缩小术中矢状去骨的并发症非常少见。术前根据全景 X 线片检查和定位下齿槽神经的走行。术中术者必须精确定位下齿槽神经的走行、距下颌骨下缘的距离。磨削骨皮质是安全的，但是，当必须去除骨皮质、暴露髓质以达到最大限度的去骨时，注意避开下齿槽管、避免损伤神经。

讨 论

下颌缩小术经历了咬肌缩小到骨缩小手术[1-5]。下颌骨缩小术开始为下颌骨轮廓修整术，之后，矢状去骨术作为一种新的和有效的技术，用于减小面下部正面宽度[4-8]。先前报道的矢状去骨方法是去除升支和下颌角区的外侧骨皮质，以减少下颌角间距离（图7.1），边界是从乙状切迹下方10 mm到颏孔外侧10 mm。然而，从三维图像看，下颌角的后部向内倾斜，下颌骨后部很薄、髓质少（图7.1），因此，去骨量非常少，正面观减少面部宽度的效果也是微乎其微，此外，此技术神经损伤或意外骨折的风险也高。以往关于下颌骨矢状切除的报道有助于下颌骨矢状切除基本概念的确立；然而，由于实际手术操作在不同区域，造成了严重的概念错误。

从正面观，下颌骨最突出的部分是下颌角，因此两角间距离被认为是最宽的。然而，我们的研究表明，在CT扫描时，下颌骨的外轮廓在不同的层面有不同的形状，在颏下缘平面，下颌角区最为突出；在下颌体中层面，后角区向内倾斜，最突出的部位是斜线区，最宽点在升支表面线和升支后表面线的交点。我们把这个点命名为最大升支点，通过下颌骨轮廓修整术减少下颌角区后，这一点是最宽的。

在体表解剖学中，下面部最突出的部分位于升支后缘前3~4 cm处[8]（图7.4和图7.5）。骨解剖学与表面解剖学的最宽点通常相吻合，因此矢状下颌骨切除术应着重于这一区域以达到最佳效果。

矢状去下颌骨时，其厚度也很重要。如果去除骨少，面部减小的效果也小。下颌骨轴位CT片，最厚区在下颌体表面线和升支表面线的交点（图7.4和图7.5），我们把这个点命名为最大体点。矢状切除术应以最大体点为中心，沿着斜线确定区域以最大限度去骨。在实践中，矢状下颌骨切除的范围包括最大体点和最大升支点。

少数患者仅做下颌骨矢状切除术就可以取得良好的效果，然而，通常情况下与下颌骨轮廓修整术联合进行以产生最大的效果[9, 10]。作者选择的标准术式是：下颌骨轮廓修整术后，下颌体沿斜线肥厚的部分矢状切除[11, 12]。

我们用磨钻行下颌骨矢状去除术。矢状劈开技术是升支矢状劈开截骨术的一种改进。然而，如果我们做矢状劈开截骨术，会增加神经和软组织损伤的风险，也不能精确地控制切骨的量，平滑地切除几乎是不可能的。此外，矢状劈开截骨术后皮肤会粘到骨松质的不规则表面，产生不规则凹坑。用磨钻磨削是一种非常可靠且容易控制的方法，可以做出良好的下颌线。

以往的下颌骨矢状切除术主要集中在下颌角和下颌升支区，这导致概念错误和无效截骨，还可能出现并发症。下颌骨矢状切除术应在下颌骨体区进行，因为此部分骨质最厚且两侧骨间距最宽。为达到正面观下面部有效减小和良好的美学效果，我们主张应该先行下颌骨轮廓整形术，然后再行矢状下颌骨切除术，重点是去除下颌骨体区骨皮质（图7.8）。

参考文献

[1] Baek SM, Kim SS, Bindiger A. The prominent mandibular angle: preoperative management, operative technique, and results in 42 patients. Plast Reconstr Surg. 1989;83:272–80.

[2] Yang DB, Park CG. Mandibular contouring surgery for purely aesthetic reasons. Aesthet Plast Surg. 1991;15:53–60.

[3] Baek SM, Baek RM, Shin MS. Refinement in aesthetic contouring of the prominent mandibular angle. Aesthet Plast Surg. 1994;18:283–9.

[4] Deguchi M, Iio Y, Kobayashi K, Shirakabe T. Angle-splitting ostectomy for reducing the width of the lower face. Plast Reconstr Surg. 1997;99:1831–9.

[5] Han K, Kim J. Reduction mandibuloplasty: Ostectomy of the lateral cortex around the mandibular angle. J Craniofac Surg. 2001;12:314–25.

[6] Jin H, Kim BG. Mandibular angle reduction versus mandible reduction. Plast Reconstr Surg. 2004;114:1263–9.

[7] Jin H, Park SH, Kim BH. Sagittal split ramus osteotomy with mandible reduction. Plast Reconstr Surg. 2007;119:662–9.

[8] Jin H. Misconceptions about mandible reduction procedures. Aesthet Plast Surg. 2005;29:317–24.

[9] Park MC, Kang M, Lim H. Mandibular tubercle resection: a means of maximizing the benefits of reduction mandibuloplasty. Plast Reconstr Surg. 2011;127:2076–82.

[10] Cui J, Zhu S, Hu J, Li J, Luo E. The effect of different reduction mandibuloplasty types on lower face width and morphology. Aesthet Plast Surg. 2008;32:593–8.

[11] Satoh K. Mandibular contouring surgery by angular contouring combined with genioplasty in Orientals. Plast Reconstr Surg. 2004;113:425–30.

[12] Park S, Noh JH. Importance of the chin in lower facial contour: narrowing genioplasty to achieve a feminine and slim lower face. Plast Reconstr Surg. 2008;122:261–8.

骨性颏成形术

第 8 章

Sanghoon Park

要点

(1) 骨性颏成形术是最常进行的面部骨骼手术，或单独手术，或与其他手术联合进行，如正颌外科或下颌骨轮廓整形手术。

(2) 骨性颏成形手术具有多样性，根据面部比例分析，在前后轴可以前移或后缩，在垂直轴可以缩短或加长，并可以缩小，以达到小脸的面部轮廓。

(3) 虽然手术简单，但是容易歪斜，并且经常发生并发症和不满意的效果。

(4) 医师应注重的几个关键技术点，如截下的骨块固定在理想的位置、避免神经损伤、预测软组织的变化以及确保颏部平滑的轮廓。

(5) 颏部畸形常伴有其他畸形，如Ⅱ类错合、长面综合征、不对称和其他的面部形态畸形，因此术前应评估这些畸形。

引 言

颏是面下部的主要组成部分，在整个面部容貌和协调中起着重要作用[1]。美观的颏在面部起着平衡和对称的作用，它也是面部特征的主要决定因素。例如，短小的颏给人一种温柔女性的印象，而突出的颏给人以刚毅果敢的印象。人们对颏的形状有不同的喜好，这些喜好可能因时间而变化，因地区和种族不同而不同。由于这些原因，颏被认为是面部美学的重要组成部分，也是种族的标志。

自从 1957 年 Trauner 和 Obwegeser 介绍了通过口内入路的颏成形术以来，该手术已经使用了半个多世纪来解决各种颏部问题[2]。这种手术技术被详尽地阐述，广泛地用于治疗肿瘤、创伤、畸形和美容手术。尽管该手术非常普及且简单，但颏成形术却容易出问题，经常发生并发症和不满意的效果。熟悉解剖、了解不同种族的特征，再加上熟练的手术技巧，是颏成形术取得满意效果的保证。该手术的多样性提供了多种选择，让亚洲人变得更美[1]。

患者评估

颏成形术可以单独进行，也常常与其他面部骨骼手术联合进行，如正颌外科或轮廓整形手术。在确定合适的手术方法前，首先要明确的问题是局限于颏本身还是涉及整个面部。咬合检查也很重要，因为一般情况下，如果患者咬合正常，颏成形术可以矫正颏畸形，但是如果合并错颌畸形，需要联合正颌外科手术。必须从轴位、横位和垂直位各个层面评估颏的比例和对称性[1]。

颏畸形可以根据其大小和位置进行分类

（图8.1）[1, 3, 4]。"小颏畸形"是颏在水平轴向或垂直轴向上小，或在两轴向上均小。如果颏位置靠后，无论颏小与不小，称"颏后缩"。然而，继发的下颌后缩，称为"假性颏后缩"。"颏肥大畸形"是颏在水平轴向或垂直轴向上大，或在两轴向上均大。仅软组织肥大造成的大下巴可以称之为"假性颏肥大畸形"。长脸畸形发生下颌骨顺时针旋转可能导致"假性颏肥大畸形"。这些颏畸形的分类可以指导医师选择合适的手术方法。

在评估颏部和选择合适的手术方法时，下面部的长度很重要，例如，如果患者的下面部较短，需要延长颏部；反之，则需要缩短。按解剖标志（如发际中点、眉间、鼻下和颏下点）将面部划分后，分析比例可做出评估。根据这些解剖标志，将脸分为三部分，如果三部分相等，脸部比例被认为是理想的[4]。然而近年来，尤其是亚洲人，比例为1:1:0.8是较为理想的美学比例（图8.2）。

介绍几种分析方法评估侧面轮廓，医师可以用来指导评估颏相对于整个面部、鼻子和嘴唇的位置。例如McNamara分析法，画通过鼻根垂直于Frankfort平面（眶耳平面）的线，评估从颏前点到此线的距离（图8.3）。Arnett分析

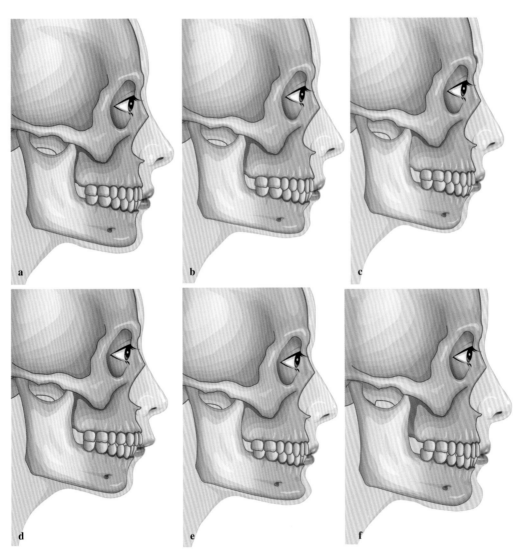

图8.1 下颌畸形的分类。a. 正常颏；b. 小颏畸形；c. 颏后缩；d. 假性颏后缩；e. 颏肥大；f. 假性颏肥大

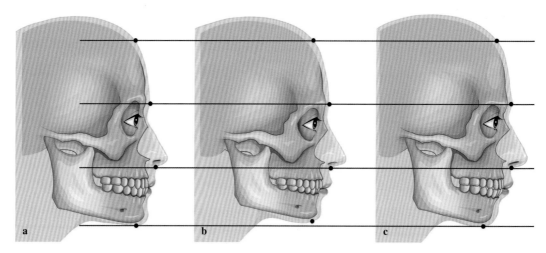

图 8.2　颏部比例分析。a. 面部美学比例 1∶1∶0.8；b. 小颏畸形，下面部垂直高度不足；c. 颏后缩，可能与正常理想的比例相同

法是软组织 X 线头影测量分析，画经唇鼻交会点垂直于头部自然水平面的线，称为"绝对垂直线（TVL）"，测量软组织颏前点到此线间距离（图 8.3）[5]。另一种分析颏位置的方法是通过从 N 到 B 线评价颏前点的突出度（从鼻根点到 B 点的头颅测量线）[6]。作者认为 McNamara 分析法和 Arnett 分析法很实用。

手术技术

经口气管插管全身麻醉下进行手术，切口、黏膜下及骨膜下剥离区注射含 1% 利多卡因和 1∶100 000 肾上腺素局麻溶液。在前庭沟与下唇唇红中间、长度为两尖牙间做切口，避开唇系

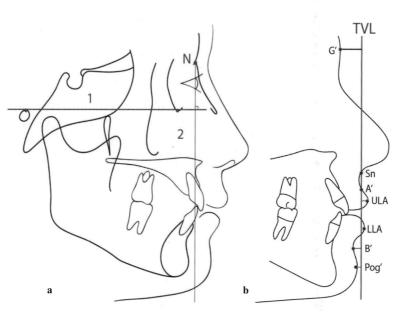

图 8.3　颏的轮廓分析。a. McNamara 分析，垂直于 Frankfort（眶耳平面 1）的线通过鼻根（鼻根垂直线 2）；b. Arnett 软组织 X 线头影测量分析，垂直于头部自然水平的线通过鼻唇交界点（绝对垂直线）

带。进行骨膜下剥离，暴露中间下颌骨联合区，不要将骨下缘全部剥离，否则会影响骨块（截骨后）的血液供应，还应特别注意识别和保护颏神经，剥离要充分以保证有良好的术野进行截骨[1]。

剥离完成后，在计划截骨的上、下方标记颏骨联合中线，截骨线设计应在颏孔下至少5 mm，应仔细检查截骨线的水平度。然后用往复锯完成截骨术。远端骨块游离后，根据术前侧影分析，将骨块前推或后移到位，用螺钉和钛板固定（图8.4）[7]。

同时，缩短或延长颏成形术可以纠正垂直轴上的小颏或过长畸形。通常情况下，垂直轴向的颏缩短手术需从颏部锯掉一块水平平行骨段（图8.5）。颏骨缩短后，边缘需要截骨或磨削修整，以防颏两侧的阶梯畸形，该步骤可以

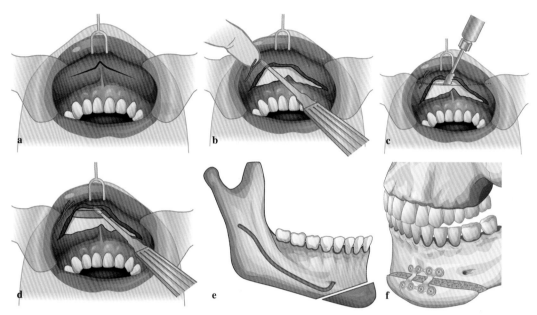

图8.4　颏成形术。a.唇侧切口至少在前庭沟唇侧5~6 mm处，避开唇系带；b.显露位于颏孔下方的下颌骨和下颌下缘外侧；c.往复锯水平截骨；d、e.根据术前设计移动远端骨块；f.钛板和螺钉固定

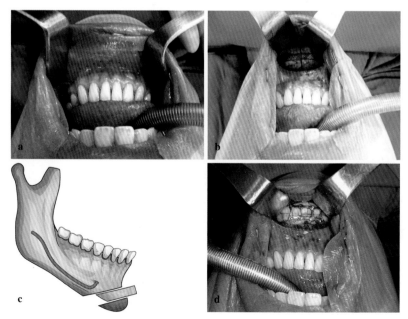

图8.5　颏缩短成形术。a.唇切口；b.正中联合线与截骨设计线。注意阴影部分将被移除，中线被标记；c.切除中段骨块；d.钛板和螺钉固定

通过颏成形术的切口完成，或稍延长切口，但如果阶梯较大，需要另外做切口来完成。当患者面下部短，颏延长成形术可以达到理想的面部比例[8]。颏部延长截骨术包括水平截骨加倒置梯形的两个垂直截骨[8]。在设计水平截骨线时，中间部分留下少量的骨非常重要，中间部分留下的骨的垂直高度就是颏垂直延长的量（图8.6）。

矫正颏部横向过宽畸形使下颏变小，用颏缩小成形术[9, 10]，包括水平截骨和两垂直截骨，术前设计中间骨段切除量。如颏不对称，中间

骨段的中线应偏向突出的一侧。截骨完成后，移除中段骨，两侧骨块移至中线固定（图8.7）。为了使下颌骨下缘有更自然、更顺畅的曲线，通常需要在两侧阶梯处进一步地截骨或磨削[10]。如与下颌骨轮廓整形术联合手术时，阶梯骨的切除可以延伸到下颌角[11]。

技术要点

（1）在前后方向调整截断的颏骨块位置首

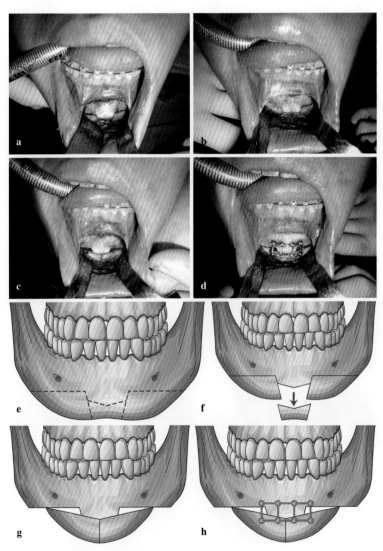

图8.6 颏延长成形术。a. 一条水平截骨线和两条垂直截骨线，中间留有一小部分；b. 往复锯进行截骨术；c. 移除中间远端骨块后，两侧骨块在中间汇合；d. 用微型钛板和螺钉固定；e~h为手术设计图；e. 截骨设计；f. 中间骨块切除；g. 两侧骨块汇合；h. 微型钛板固定

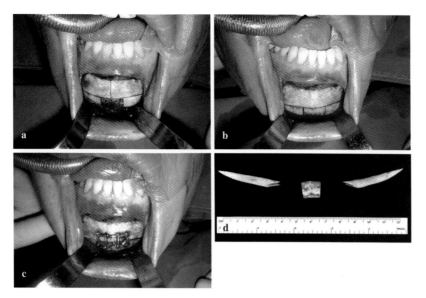

图 8.7　颏缩窄成形术。a. 设计水平截骨线和两条垂直截骨线；b. 往复锯进行截骨术；c. 取出中间骨块后，两侧骨块在中间靠拢用微型钛板和螺钉固定；d. 术中切除的骨块

选预成型钛板，以精确控制前徙或后退的量（图 8.8）[7]。每个移动骨块至少需要两个螺钉固定，因为对于美学改进，术后稳定性是手术成功的重要环节。

（2）行颏缩短成形术时，应先做下截骨线，后做上截骨线，这样可以避免在截断的骨块上操作。由于术中医师想尽可能多地去骨，损伤神经的概率就会增加，所以特别注意：不要为了更多地缩短颏而危及神经 [1]。

（3）大多数情况下，延长颏成形术加长量为 2~3 mm[8]。超过此平均值太多可能会产生并发症，如骨块不稳定、切口张力大、唇紧、唇外翻，或口唇闭合紊乱。

（4）设计颏缩窄成形术时，缩小量取决于几个因素，如颏部的宽度、患者的愿望和下颌管的走行，通常为 6~12 mm[10]。

（5）施行颏成形术时，软组织易被忽略，它也是重要的因素之一。使用可吸收缝合线，肌肉和骨膜可以向上拉并固定在钛板上，这样可以避免软组织下垂和去骨后继发的下垂 [1]。

（6）完成颏成形术后，包括颏前徙、颏缩短和颏缩窄，处理颏两侧与下颌骨连接的骨阶梯比较麻烦，可能需要通过已有切口用骨锉磨削或口内另开侧切口用摆动锯切除 [7, 10]。

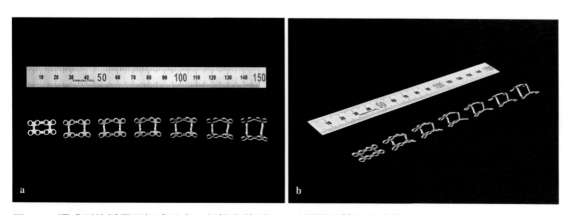

图 8.8　预成型钛板用于颏成形术。根据术前测量，钛板用于控制颏前徙或后徙的量

案例研究

案例 1

　　患者男性，20 岁，施行颏前徙成形术纠正小颏畸形。前移 5 mm，颏后缩明显改善，患者满意。术后 6 个月效果与术前比较（图 8.9）。

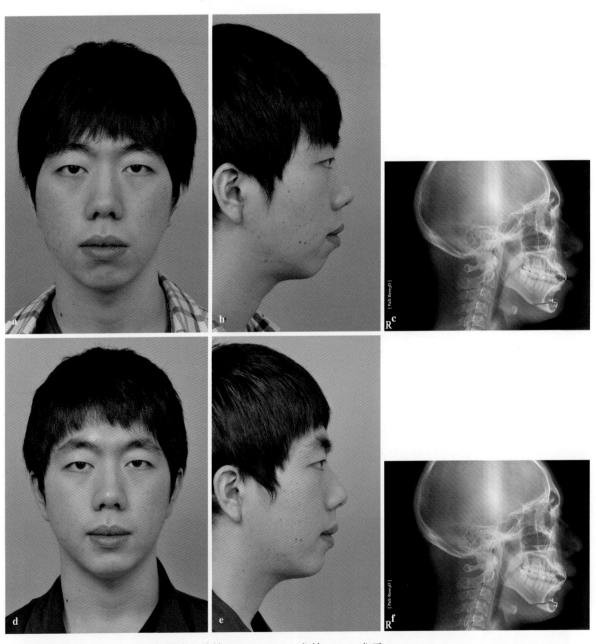

图 8.9　颏前徙成形术。20 岁男性，前徙 5 mm。a~c. 术前；d~f. 术后

案例 2

患者女性，28 岁，施行颏后徙成形术纠正颏前突外形。颏后徙 2 mm，外形最佳，患者对手术效果满意。术后 6 个月的效果（图 8.10）。

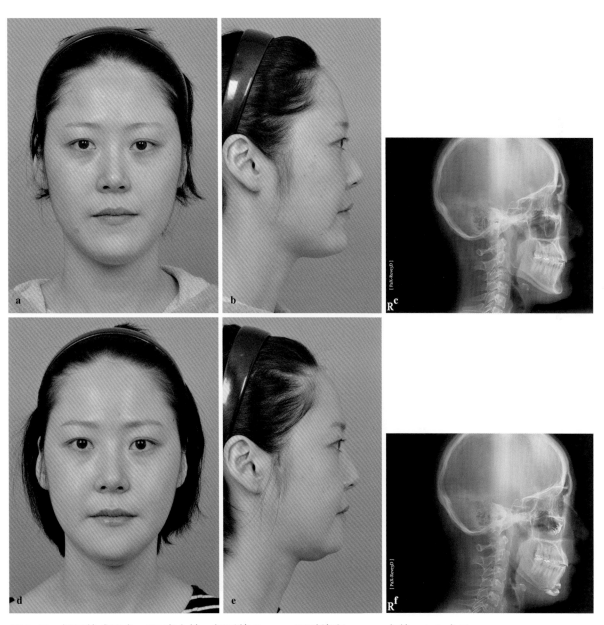

图 8.10　颏后徙成形术。28 岁女性。颏后徙 2 mm，同时缩窄。a~c. 术前；d~f. 术后

案例 3

患者女性，42 岁，行颏缩短成形术，减小垂直长度。垂直轴缩短 4 mm，达到最优的面部比例。患者对手术结果很满意，6 个月后的效果比较（图 8.11）。

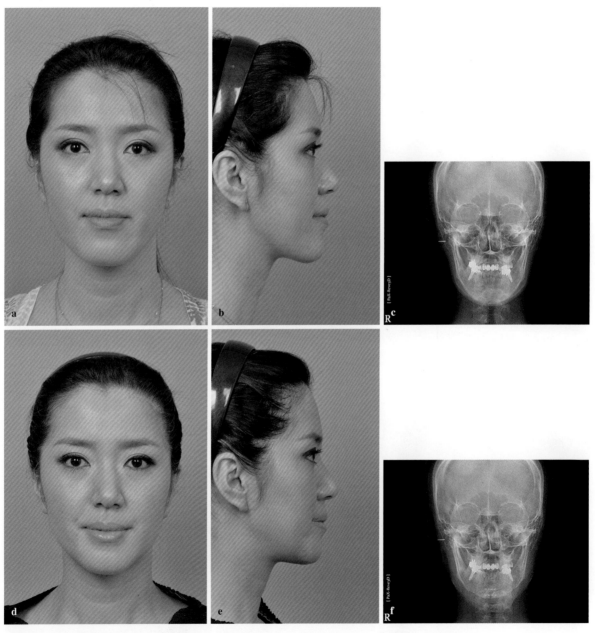

图 8.11 颏缩短成形术。42 岁女性，垂直截短 4 mm。a~c. 术前；d~f. 术后

案例 4

患者女性，23 岁，行颏延长成形术纠正短颏畸形。颏延长联合颏缩窄术和下颌角缩小手术。颏缩小 12 mm、垂直延长 2 mm（图 8.12）。

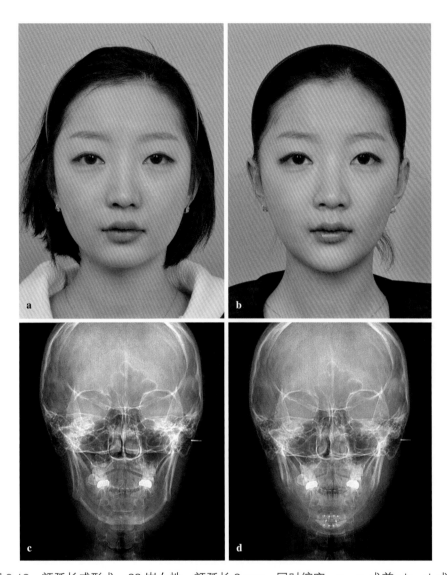

图 8.12　颏延长成形术。23 岁女性，颏延长 2 mm，同时缩窄。a、c. 术前；b、d. 术后

案例 5

患者女性，27 岁，行颏缩窄成形术。患者渴望细长的面部外观，同时行颧骨降低术与颏成形术。颏缩窄 11 mm。患者对结果满意，6 个月后的手术效果比较（图 8.13）。

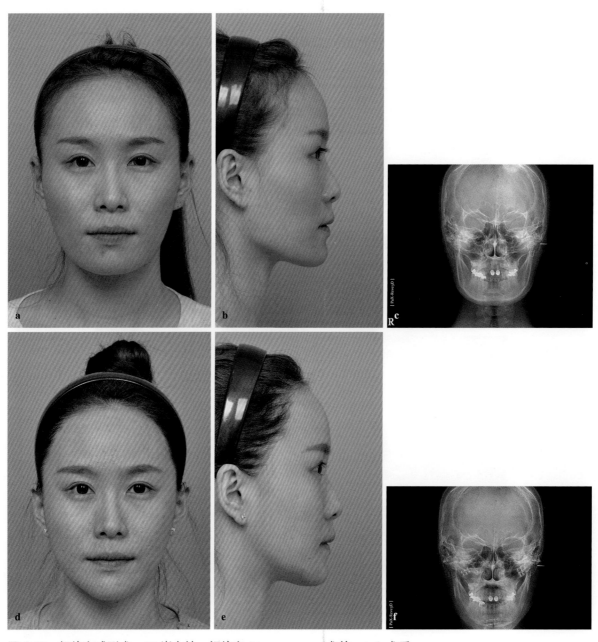

图 8.13 颏缩窄成形术。27 岁女性，颏缩窄 11 mm。a~c. 术前；d~f. 术后

并发症与处理

感觉缺失

下唇感觉缺失是颏成形术后常见的并发症[1]，但这种情况通常是暂时的。先前对颏成形术后神经感觉逆转的研究报道，暂时性麻痹发生率从 12% 到 70%[12-14]，报道普遍认为暂时性神经麻痹几乎不留下任何后遗症，永久性麻痹的风险可以忽略。颏成形术后暂时性神经麻痹是因为手术时颏神经麻痹造成的。这种并发症可以通过减少颏孔附近的解剖和暴露来减少，但通常是不可避免的。而且如果截骨离颏孔太近，神经损伤的机会也会增加。医师应该注意下颌管的走行，尤其是在靠近颏孔处。

颏唇沟加深、颏肌作用过度

许多患者的颏唇沟形态异常，甚至手术前就如此。做过颏缩短术的许多患者往往颏唇沟加深呈锐角，而颏延长术后的患者颏唇沟变浅或消失。仅做颏前徙术可以加深颏唇沟，并使颏与下唇之间的夹角变小[1]。

术前最好对患者说明可能发生颏肌肥大，术后比较夸张，但随着时间延长会慢慢改善。而且，医师在手术中应避免剥脱颏肌以减少这个问题。此外，如果计划缩短颏，同时应考虑做适量的颏后徙。如果要进行颏前徙，同时考虑做适量的颏延长，就会使颏唇沟不明显。伤口缝合过程中，注意不要牵拉颏肌太紧，避免颏肌过度紧张。偶尔如果颏唇沟仍较深，可以考虑脱细胞真皮基质移植填沟，剥离皮下后，填入一条细长的脱细胞真皮基质（AlloDerm®），缝合皮肤。A 型肉毒毒素注射颏肌也可能有帮助。

阶梯畸形和边缘不规则

阶梯畸形和边缘不规则可以由软组织引起，也可以由骨骼引起[1]。如果截骨固定后骨阶梯超过 3 mm，则应做减小阶梯的轮廓修整术。这种情况通常发生在颏缩短或缩窄术后。颏后徙后的阶梯畸形可以同时做颏缩窄或去除远端两侧突出的骨块来解决。对于 Ⅱ 类错合畸形或严重的小颌畸形患者，在做了颏前徙术后，颏与下颌骨连结处可产生凹坑，应限制颏前徙的量。有时，需要游离植骨或假体植入（如 Gore Tex® 片）来减小轮廓畸形。

不对称

一般来说，颏成形术后不对称，或是由于技术性错误造成，或是术前就有不对称而没有检查出来[1]。术前常规评估颏不对称性非常重要，特别是对于小颏畸形患者，不像颏肥大畸形的不对称很明显，小颏掩盖了不对称，不容易发现，通常患者自己术前没有注意到不对称，而在术后不满引起争议。

由于骨块位置不当引起的不对称，可以通过截骨前标记前正中线来防止。如果需要不等量的截骨来纠正不对称，医师要千万小心。如果不对称是在颏的前面，磨削会有用，但注意不要损伤切牙。一般不建议磨削下颌下缘，但如果需要矫正下缘的不对称，则应最小范围地剥离肌肉。

颏下垂

颏下垂的原因是由于局部软组织过多或是缝合切口时颏肌没有复位[1]。颏下垂常见于颏前突畸形应用磨削去骨或颏后徙术导致颏垫无支撑引起的下垂[15]，年龄较大的患者伴有皮肤过多或牙齿缺失更容易发生。要注意在缝合切口时，颏肌尽量复回原位。如果颏肌没有复位，会造成断端肌肉前部短缩，逐渐降低，导致术后颏下垂；唇的位置可能下降，造成唇与颏垫间出现窝。这种情况常产生美学纠纷。切口合适，缝合时颏肌复位可以预防颏下垂。后期处理需要将颏肌稳定地固定到牙槽骨合适的地方，并且要有足够宽的软组织瓣允许再悬吊。

讨　论

颏是面下部的一个重要组成部分，为面部的其他部分提供平衡和对称，同时也是面部特征的一个主要决定因素。因此，已报道多种颏成形术用来矫正面部比例和轮廓异常。同时，当面部分析确定患者的面部轮廓不协调时，应确定是否存在潜在的咬合畸形和骨骼畸形。颏的畸形可能是牙颌面畸形的一部分（图 8.12），例如，小颏畸形可能是Ⅱ类错合畸形的表象，也可能与其他征象共存，如平坦的下颏、陡峭的下颌平面、明显的颏唇沟和长面畸形。颏肥大可能是下颌骨突出的一部分。评估整个牙颌面畸形，而不单是颏的问题，制订合适的治疗计划很重要。除了颏畸形外，其他骨骼正常，可选择颏成形术治疗。因此，在选择有适应证的手术患者时，应警惕高风险患者。如Ⅱ类错合畸形、长面综合征、不对称和其他面部形态缺陷等，都应仔细筛选和评估。

颏成形术中，颏神经直接损伤比较罕见，但当医师截骨太高想要最大限度地减小垂直高度或试图从颏孔解剖出神经以求良好的视野时可能发生。建议在安全的位置截骨，特别是对于经验不丰富的医师。另外，截骨术不应偏向外侧，因为这样会增加面神经下颌缘支损伤的风险。此外，术中应尽量减少对神经的牵拉损伤。

制订手术计划时，必须考虑骨块移动引起的软组织变化。骨块移动后软组织的响应率取决于移动矢量和截骨术的类型。例如，颏前徙术的响应率接近 90%~100%，而颏后徙术为 50%，但颏缩短术软组织响应率极低，差不多 25%[16, 17]。因此，颏缩短术可能需要一定量的矫枉过正，尤其是对颏不对称矫正时。此外，完成颏成形术后，颏肌和包绕颏部的软组织也是手术成功的关键因素[18]。

参考文献

[1] Park S, Lee TS. Aesthetic osseous genioplasty. In: Pu LL, editor. Aesthetic plastic surgery in Asians: principle & techniques, vol. II. Boca Raton: CRC Press; 2015. p. 703–28.

[2] Trauner R, Obwegeser H. Surgical correction of mandibular prognathism and retrognathism with consideration of genioplasty. Oral Surg. 1957;10:677.

[3] Guyuron B, Michelow B, Willis L. Practical classification of chin deformities. Aesthetic Plast Surg. 1995;19:257–64.

[4] Ward JL, Garri JI, Wolfe SA. The osseous genioplasty. Clin Plast Surg. 2007;34:485–500.

[5] Arnett GW, Jelic JS, Kim J, Cummings DR, Beress A, Worley CM Jr, Chung B, Bergman R. Soft tissue cephalometric analysis: diagnosis and treatment planning of dentofacial deformity. Am J Orthod Dentofacial Orthop 116: 239–253, 1999.

[6] Stanton DC. Genioplasty. Facial Plast Surg. 2003;19:75–86.

[7] Lee TS. Standardization of surgical techniques used in facial bone contouring. J Plast Reconstr Aesthet Surg. 2015;68:1694–700.

[8] Lee TS, Kim HY, Kim TH, Lee JH, Park S. Contouring of the lower face by a novel method of narrowing and lengthening genioplasty. Plast Reconstr Surg. 2014;133:274e–82e.

[9] Park S, Noh JH. Importance of the chin in lower facial contour: narrowing genioplasty to achieve a feminine and slim lower face. Plast Reconstr Surg. 2008;122:261–8.

[10] Lee TS, Kim HY, Kim T, Lee JH, Park S. Importance of the chin in achieving a feminine lower face: narrowing the chin by the "mini V-line" surgery. J Craniofac Surg. 2014;25:2180–3.

[11] Guyuron B. Genioplasty. Plast Reconstr Surg. 2008;121:1–7.

[12] Guyuron B, Raszewski RL. A critical compare son of osteoplastic and alloplastic augmentation genioplasty. Aesthetic Plast Surg. 990;14:199–206.

[13] Gianni AB, D'Orto O, Biglioli F, Bozzetti A, Brusati R. Neurosensory alterations of the inferior alveolar and mental nerve after genioplasty alone or associated with sagittal osteotomy of the mandibular ramus. J Cran Maxillofac Surg. 2002;30: 295–303.

[14] Westermark A, Bystedt H, von Konow L. Inferior alveolar nerve function after mandibular osteotomies. Br J Oral Maxillofac Surg. 1998;36:425–8.

[15] Garfein ES, Zide BM. Chin ptosis: classification, anatomy, and correction. Craniomaxillofac Trauma Reconstr. 2008;1:1–14.

[16] Betts NJ, Edwards SP. Soft tissue changes associated with orthognathic surgery. In: Miloro M, editor. Peterson's principles of oral and maxillofacial surgery, vol. 2. 2nd ed. Hamilton: BC Decker; 2004. p. 1221–46.

[17] Shaughnessy S, Mobarak KA, Høgevold HE, Espeland L. Long-term skeletal and soft-tissue responses after advancement genioplasty. Am J Orthod Dentofacial Orthop. 2006;130:8–17.

[18] Zide BM, McCarthy J. The mentalis muscle: an essential component of chin and lower lip position. Plast Reconstr Surg. 1989;83:413–20.

V-line 手术：颏缩窄成形与下颌骨缩小术　第 *9* 章

Sanghoon Park and Jongwoo Lim

要点

(1) 亚洲人多表现为短头样头形并且面下部较宽。东亚人认为，方形的下颌和突出的下颌轮廓线显得过于粗壮和男性化，不美观。因此，这一群体对下颌角突出和颏部宽不满意，希望将面下部变得瘦长秀气些，最好是"卵圆形"或所谓的"V形"。

(2) 要缩窄和改变颏的形状，可以通过颏缩窄成形术，切除下颌正中联合一块条状骨来完成，手术安全可靠，并能取得令人满意的效果。该手术不仅由于保留软组织附着而增加缩窄效果，而且可以通过改变切除骨块的形状来改造颏的外形。

(3) 不同国家和地区对颏和下颌的形态有不同的喜好。例如，日本人喜欢柔和而圆润的颏，泰国人喜欢尖的三角形的颏，中国人喜欢略带棱角或较平的颏。

(4) 全面了解患者术前颏和下颌的形状以及患者的期望，在此基础上，医师应根据患者的需求制订个体化的手术计划。

引　言

下颌骨向外突出造成面部呈现方形轮廓，在韩国和许多其他亚洲国家认为其不美观，因为这种脸型看起来肌肉发达，缺少女性气质。许多下颌骨突出的人面下部都较宽。将方形轮廓变为椭圆形的常规手术方法是切除下颌角或削减下颌骨本身，称之为"下颌角切除术"或"下颌骨轮廓缩小术"。但是在有些患者，仅做下颌骨部分切除并不能使面部变得瘦长 [1, 2]，造成这种失败的主要原因是由于颏部宽、平，面下部呈 U 形。因此，要想把面部塑造得瘦长漂亮，除了做下颌骨和下颌角切除外，还需要缩小颏的宽度并改变其形状 [3, 4]。如今，许多医师都认识到将下颌骨作为一个整体对待的重要性，并做了许多尝试，例如，创造出"V-line 截骨术"或"V-line 手术"，以缩小面下部，使面部更均衡、更美丽动人 [5-10]。

颏是面下 1/3 的重要组成部分，对整个容貌及其协调性起着重要作用。它也决定了一个人给其他人的印象，例如，小颏给人的印象是软弱和优柔寡断，而颏部突显、棱角分明则给人坚强和刚毅的印象。完美的颏部对面部其余部分具有均衡对称的作用，绝大多数人对颏的形态都有自己的偏好，这些偏好可能会因时间、国家以及种族而异。因此，颏被认为是面部美学的重要组成部分和种族的象征。

首先，有必要对颏的形状和宽度进行分类。颏的上界是颏唇沟，下界为颏下点，左、右界线为木偶纹（marionette lines）。颏的分析需基于几个面部亚单位及其相互关系，根据亚单位的鲜明特征，包括颏中部下缘、颏外侧部下缘、颏中 - 外部交界、颏 - 下颌交界、面下部轮廓线和软组织部分，我们将颏正面形状分为八类（图 9.1 和图 9.2）[11]。

颏的分类

（1）圆形颏，有流畅弧形的颏下轮廓，颏中 – 外部或颏 – 下颌的界线不明显，面下部的整个轮廓线是圆形的。因此，颏像是圆形的一部分。

（2）宽颏，颏中部下缘呈较平的弧线，颏中 – 外部界线不明显，而颏 – 下颌交界凸起。像是圆形颏的垂直拉长，使面下部呈现 U 形外观。

（3）钝颏，颏下缘呈弧形，颏中 – 外交界流畅而清晰。因为此型颏垫肥厚，所以正面观显得钝。

（4）棱角状颏，具有独特的线条，颏中部下缘较宽，颏垫不发达。颏中 – 外部交界处转折较急呈现棱角，颏 – 下颌交界处成角，下颌角发达；因此，下面部轮廓线看起来像八角形的一部分。

（5）梯形颏，颏中部下缘窄，略呈弧形，颏中 – 外部交界处平滑，颏 – 下颌交界呈直线形。与三角形颏不同，其中部下缘是平的。

（6）三角形颏，其中部下缘可以忽略不计，颏中 – 外部下缘交界不明确，颏 – 下颌交界为直线形，呈现倒三角形形状。

（7）尖颏，与三角形颏相比，双侧下颌角间宽度较窄，或伴有颏垂直高度较高，因此，面下部宽度与高度的比值较小。

（8）梨形颏，其颏 – 下颌交界处凹陷，因此看上去像一个梨。为了更好地理解，各种类型的典型临床照片如图 9.3 所示。

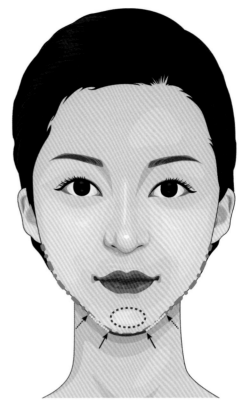

图 9.1 面部亚单位，用于定义我们的正面观颏形状的分类。颏中部下缘（蓝线），颏外侧部下缘（黄色虚线），颏中 – 外部下缘交界（箭头），颏 – 下颌交界（虚线箭头），面下部轮廓线（绿色虚线），颏部软组织（红色虚线圆）

患者评估

在 ID 医院，这种分类用于评估每名患者的颏形状和他们对颏形状的喜好，我们的调查结果表明，颏的实际形状和患者的喜好不一致普遍存在，患者喜欢颏的形状窄（三角形、梯形），而韩国人和亚洲人的实际形状大多数为宽、圆和棱角形。因此，手术医师应根据颏的正面实际形状和患者的喜好，个性化定制矫正颏形状

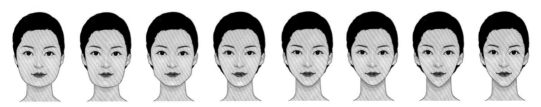

图 9.2 正面观颏部形状的分类。从左到右：圆颏、宽颏、钝颏、棱角形颏、梯形颏、三角形颏、尖颏和梨形颏

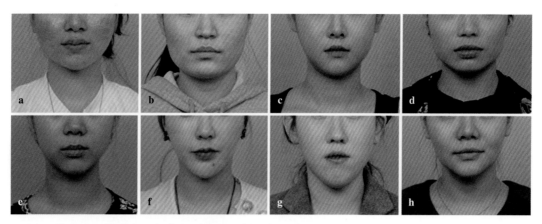

图9.3 按照我们的分类，每种类型的典型病例临床照片

的手术。

颏的宽度是决定缩窄量的最重要因素，当医师会诊患者时，应仔细评估颏的实际宽度和患者期望的宽度，这是至关重要的。在大多数情况下，中央骨段切除缩窄的范围从4 mm到12 mm不等。

颏的高度也很重要，因为宽度和高度的比值最终决定了颏的宽窄印象。颏部的理想高度是上唇高度（从鼻下点到口点的距离）的两倍。如果比理想的高度过长或过短，则应在做颏缩窄的同时行颏垂直缩短或延长（参见第10、11章）。

然后应该考虑不对称性。明显的颏不对称可通过中线移位和中央骨段不对称切除加以矫正（图9.4）。

最后应评估颏的侧面轮廓，参见第10章介绍。如果颏前点较理想的位置退后或靠前，就必需将两个外侧骨段前移或推后。

手术方法

（1）做常规的口腔前庭沟切口，骨膜下剥离，进入下颌骨中线联合区。保留颏部软组织附着，以达到最大的缩窄效果并维持骨块的血供。

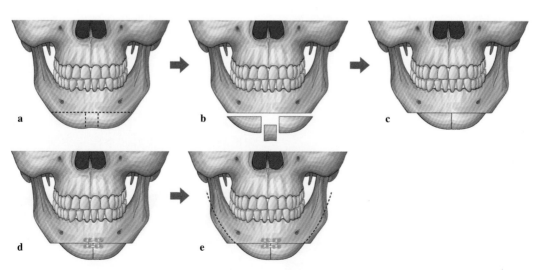

图9.4 V-line手术图解。a. 避开下牙槽管和颏孔，进行水平截骨和两道垂直截骨；b. 去掉中间骨块；c. 将两侧骨段向中间靠拢；d. 用钛板螺钉固定，为了防止松动和旋转，每个两侧骨段至少用两颗螺钉固定；e. 按计划从前部台阶开始向后到升支部分进行下颌骨轮廓修整。要特别注意保护下颌管

（2）水平截骨和两道垂直截骨线设计如图 9.4 所示。术前根据患者的颏部宽度和患者的愿望，确定中段切除的量。与颏的形状相对应，要切除的中央部分的形状可以是三角形、梯形或矩形。

（3）截骨完成后，剥离附着肌肉，移除中央骨段。将两侧骨段向中间靠拢，用钛板和螺钉固定。

（4）如果需要矫正侧面轮廓，也可以将两侧骨段前移或推后。如果颏不对称，需要进行中线移位和中间骨段不对称切除。

（5）两侧骨段固定后，留有下颌骨外侧骨性台阶，这与常规下颌角切除有不同的特点。因此，手术医师应该通过直接观察和触摸，准确检查两侧骨段的外侧边缘与邻近下颌骨之间骨性台阶的量。

（6）然后，从最近点开始，在下颌管和下颌下缘之间进行轮廓修整。为了避免损伤下齿槽神经，使用防护锯截骨，截骨线距下颌管的下缘至少 2~3 mm。

（7）用防护锯标出截骨线后，再用较大序列的摆动锯来加深截骨，全层截骨完成后，骨段就会游离移动。

（8）截骨完成后，常有肌肉附着在下颌骨内侧部分，用大的骨膜剥离子或电刀将附着的翼内肌纤维从截骨段的内侧面剥离，移除骨块。

（9）骨性台阶切除不足要比切除过度好得多。骨性台阶可以经皮肤触到，甚至看到，所以，残余的骨性台阶要用骨锉或再用摆动锯截

骨修整，直到颏部骨段与截骨后的下颌骨下缘顺滑过渡。

（10）用高速磨钻磨削下颌骨外层骨皮质，减少厚度，使整体轮廓平滑流畅。使用磨钻时，特别注意避免软组织损伤，因为磨钻会对软组织造成灾难性的损伤，后果不可原谅。如果操作空间太小，手术医师应该有效地使用拉钩，使磨钻有足够的工作空间。

（11）伤口关闭之前，建议用大量生理盐水冲洗，以清除残留的骨碎片，防止感染。

（12）用双极电凝仔细止血，关闭伤口先从拉拢缝合骨膜开始，特别注意拉拢缝合颏肌至适当位置，以避免颏部软组织下垂或不规则的肌肉收缩导致颏前面的皮肤多重褶皱。

技术要点

（1）颏成形术的水平截骨线，应低于下颌管的水平。手术医师必须通过全景片和 CT 片确认下颌管的走行，因为存在个体差异。

（2）下颌骨轮廓截骨线应该是凸形，而不是直线或凹形。如果从前到后端的截骨线过直或呈凹形，几个月后会出现不自然的软组织外观。

（3）要注意避免下颌骨前端骨性台阶的过度切除，这一点很重要，因为如果切除过度，颏的两侧骨段的外侧缘将失去骨接触，导致骨吸收和软组织凹陷，从而形成不自然的梨形颏。

案例研究

案例 1

患者女性，22 岁，主诉面下部宽而胖。她的面下部轮廓平坦，并伴有宽大的下颌体，使得面部显得宽、直、呈 U 形。经颏缩窄和下颌骨体部切除术后，颏部变得修长，整个面下部形态由 U 形变成 V 形（图 9.5 和图 9.6）。

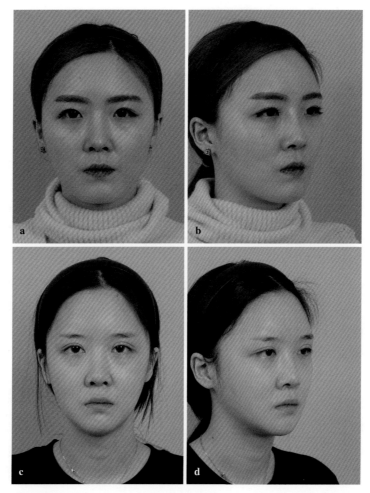

图9.5　患者22岁，U形脸，颏下缘平坦。a、b.术前；c、d.术后6个月

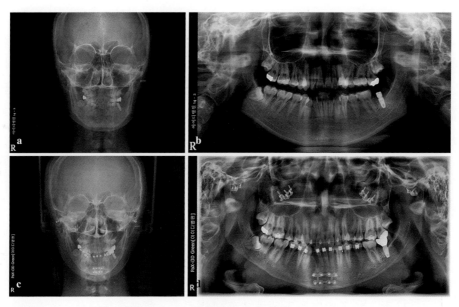

图9.6　a、b.术前X线片；c、d.术后6个月X线片

案例 2

患者女性，29 岁，面下部厚重，颏部软组织饱满，呈现男性特征。她期望把面下部变得瘦长些，尖下巴，更有女性气质。行颏缩窄加下颌轮廓截骨术。为了塑造新的形状，将附着于颏部的软组织松解并适当地重新覆于骨面，以消除软组织褶皱（图 9.7）。患者对结果非常满意。

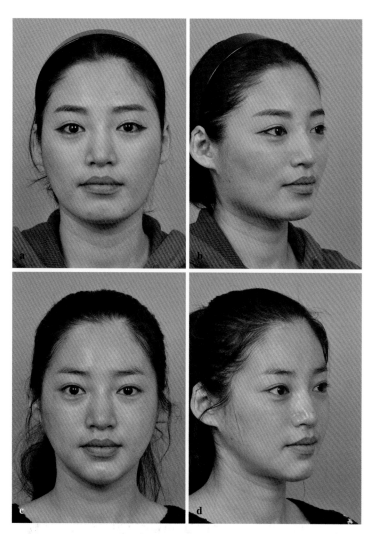

图 9.7　患者女性，29 岁，面下部厚重，软组织丰满，呈男性特征。a、b. 术前；c、d. 术后 6 个月

并发症与处理

感觉缺失

下唇的感觉功能障碍是颏成形术后常见并发症之一，通常是暂时性的。早先的研究报道，颏成形术后暂时性感觉障碍发生率从 12% 到 70% 不等[12, 13]，但这些报道一致认为，暂时的感觉障碍几乎不遗留任何永久性的麻木，可以忽略永久性感觉障碍的风险。颏成形术后的暂时性感觉缺失，通常是由于颏神经受牵拉后暂时的神经麻痹所造成。尽量减少颏孔附近的剥离和暴露可以降低这种并发症，但这通常是不

可避免的。如果截骨离颏孔太近，也会增加神经损伤的概率，手术医师应该了解下颌管的走行，尤其是在颏孔附近的走行位置。与简单的颏成形术相比，V-line 手术神经感觉问题的发生率可能更高，因为手术医师需要截骨的位置就在颏孔下面，直接损伤颏神经皮支以及下牙槽管内神经的风险较高。

出血

出血是颏成形术和下颌骨轮廓缩小术后最严重的并发症，如血肿蔓延到口底可导致舌抬高和气道阻塞。软组织和骨创面细致止血可以预防出血。这些出血大多是由于血管直接损伤所致。骨松质骨髓腔暴露也可以导致严重出血，具有明显出血倾向或高血压患者尤易如此。当遇到患者有呼吸困难时，年轻医师可能会试图拆除缝线以使气道减压，但这样做可能会因血液喷出而危及气道安全，由于伤口内压力过高的缘故，拆除缝线应十分谨慎。如果血肿迅速扩张，必须用经鼻咽或偶尔经气管切开气管内插管以保持气道通畅。所幸大多数口底血肿都比较小并可自限。

颏外形不满意

有些患者可能会抱怨术后颏部太尖，这就是为什么术前会诊特别重要的原因。术前医师应该向患者说明手术能做到的各种形状、缩窄程度、尖度以及整个下颌骨的形状，力求患者的喜好与医师的设计达成一致。颏部太尖需要手术矫正，尽管这种情况很少见。颏中部的游离植骨非常困难。垂直方向上降低颏的高度有助于改善颏部过尖的问题，松解两侧骨段周围的软组织可以增加颏的宽度，也有助于缓和颏部过尖。

颏 - 下颌骨交界处轮廓错落

有些患者可能会在颏 - 下颌骨交界处出现轮廓错落或凹陷，这个问题主要是由颏两侧骨段的外侧缘与下颌骨近中下缘之间的骨性台阶造成的，原因是手术医师的技术错误或颏缩窄太多，没有留下修整下颌骨内侧缘的余地，否则会损伤下齿槽神经。术中颏两侧骨段外侧缘周围的软组织损伤也可以导致该处软组织变薄和粘连，最终出现轮廓错落。轮廓错落的另一个原因是术后恢复过程中，面颊软组织沿着下颌边缘下垂。

如果是由于骨台阶造成的轮廓错落，可以通过脂肪移植或异体材料如硅胶、膨化聚四氟乙烯（Gore-Tex）或 Medpor 填充来纠正。如果发生软组织粘连，可以通过松解组织粘连来改善。作者采用数层膨体（Goretex）片填充骨缺损或软组织凹陷。如果轮廓错落的原因是软组织下垂，建议采用激光辅助吸脂和面部提升，此手术将在另一章中详细介绍（参见第 14 章）。

讨 论

对手术医师来说，决定单做下颌角切除还是行 V-line 手术，是一件颇为困难的事。首先，术者应该甄别出颏部真正需要矫正的患者。如果颏太宽，或太长、太短，或后缩、前突，建议做下颌骨轮廓缩小的同时行颏成形术。如果颏 - 下颌交界处平坦或凹陷，仅做下颌角部轮廓缩小术就可以改善面下部轮廓线，这种情况就是 V-line 手术的一个相对指征。如果患者自己偏好更修长的颏，这也是一个相对指征。面部宽高比的整体协调度是另一个重要的考虑因素。

颏中央骨段的截骨由一道水平和两道垂直截骨组成，手术非常容易和安全。这种方法保留了两侧骨段的肌肉附着，增强了缩窄效果。中央切除量应根据颏的宽度和患者的要求个体化确定，我们的经验是，切除范围从 6 mm 到 12 mm，切除的宽度和形状通常是对称的。但如果颏不对称，切除的中线应偏向更突出的一侧。也可以使中间切除骨块的设计由矩形变为梯形，使颏的形状变得更窄。如果需要改变侧面轮廓，也可将颏前移或后推。

使颏部骨段与两侧下颌轮廓修整部分平滑过渡，而不留骨性台阶或突起，是颏成形和下颌轮廓整形联合手术的关键所在。

我们发现有的患者局部出现软组织褶皱，特别是那些脸和下巴较肥胖的患者，术后即刻会不满意。但是，此并发症会随着时间推移而减轻。将颏的部分软组织重新附着，可以解决问题，改善效果。

参考文献

[1] Yang DB, Song HS, Park CG. Unfavorable results and their resolution in mandibular contouring surgery. Aesthetic Plast Surg. 1995;19:93.

[2] Baek SM, Baek RM, Shin MS. Refinement in aesthetic contouring of the prominent mandibular angle. Aesthetic Plast Surg. 1994;18:283.

[3] Satoh K. Mandibular contouring surgery by angular contouring combined with genioplasty in orientals. Plast Reconstr Surg. 1998;101:461.

[4] Satoh K. Mandibular contouring surgery by angular contouring combined with genioplasty in orientals. Plast Reconstr Surg. 2004;113:425.

[5] Chen T, Khadka A, Hsu Y, Hu J, Wang D, Li J. How to achieve a balanced and delicate lower third of the face in Orientals by mandibular contouring. J Plast Reconstr Aesthet Surg. 2013;66:47–56.

[6] Li J, Hsu Y, Khadka A, Hu J, Wang Q, Wang D. Surgical designs and techniques for mandibular contouring based on categorisation of square face with low gonial angle in orientals. J Plast Reconstr Aesthet Surg. 2012;65:e1–8.

[7] Li J, Hsu Y, Khadka A, Hu J, Wang D, Wang Q. Contouring of a square jaw on a short face by narrowing and sliding genioplasty combined with mandibular outer cortex ostectomy in orientals. Plast Reconstr Surg. 2011;127:2083–92.

[8] Hsu YC, Li J, Hu J, Luo E, Hsu MS, Zhu S. Correction of square jaw with low angles using mandibular "V-line" ostectomy combined with outer cortex ostectomy. Oral Surg Oral Med Oral Pathol Oral Radiol Endod. 2010;109:197–202.

[9] Park S, Noh JH. Importance of the chin in lower facial contour: narrowing genioplasty to achieve a feminine and slim lower face. Plast Reconstr Surg. 2008;122:261–8.

[10] Baek RM, Han SB, Baek SM. Surgical correction of the face with the square jaw and weak chin: angle-to-chin bone transfer. Plast Reconstr Surg. 2001;108:225–231; discussion 232.

[11] Park S. Classification of chin in terms of contour and width and preference in Korean. In: 61st Annual meeting of Korean Society of Plastic Surgery pp 355, 2007.

[12] Gianni A, D'Orto O, et al. Neurosensory alterations of the inferior alveolar and mental nerve after genioplasty alone or associated with sagittal osteotomy of the mandibular ramus. J Cran Maxillofac Surg. 2002;30:295–303.

[13] Westermark A, Bystedt H, et al. Inferior alveolar nerve function after mandibular osteotomies. Br J Oral Maxillofac Surg. 1998;36:425–8.

小 V-line 手术

第 10 章

Tae Sung Lee

要点

(1) 常规的下颌骨轮廓整形术通常包括颏缩窄术,即联合下颌角缩小的颏缩窄术,又被誉为 V-line 手术。
(2) 对颏异常宽大而下颌角并不大的病例,单独缩窄下颌骨前部而不动下颌角就可能达到面下部均衡美观。
(3) 做过下颌轮廓整形手术后效果不理想的患者,也可以考虑做小 V-line 手术。
(4) 在全身麻醉下施行颏缩窄成形术,先行 T 形截骨,然后在颏 - 下颌交界处骨性台阶进一步截骨。
(5) 文献报道的术后并发症有短暂的感觉缺失、软组织下垂、手术部位感染和血肿,还有其他并发症,如不对称、矫正过度或不足、意外骨折、骨段错位或骨不连,以及面瘫等。
(6) 手术医师在设计面下部轮廓整形术时,对合适的病例应考虑小 V-line 手术,以达到美学上协调满意的效果。

引 言

在东亚地区,认为面下部过宽缺乏美感和吸引力,尤其是女性,因为面部呈现男性化的外观。下颌骨轮廓缩小术自 1989 年问世以来,是目前最常用的面部骨骼轮廓整形手术之一[1]。现在,许多医师都认识到将下颌骨作为一个整体来考虑的重要性,并做了大量努力,如创造出"V-line 截骨术"或"V-line 手术",缩小面下部,使之更均衡、更美观[2-7]。然而,有些医师和患者仍然过分关注下颌骨的后部,包括下颌角,这可能是下颌骨整形术后效果不佳的最常见原因之一[8, 9]。在某些情况下,简单地调整颏部,而不做常规的下颌角缩小术就能取得更均衡、更协调、富有女性韵味的面下部轮廓效果[10],对于侧面或前面观下颌角不宽的患者,

缩小下颌角或许不必要。此外,患者如果不想接受大手术,包括下颌角手术,或是已做过下颌骨缩小术而对效果不满意,采用简单的颏缩窄术就可能获得理想的效果。对这些适应证选择恰当的患者,所谓的"小 V-line 手术"可能是实现瘦长的富有女性韵味容貌的一种有效方法[10]。

患者评估

术前患者分析是基于全面的体格检查以及临床照片、X 线头影测量、全景片和三维 CT。小 V-line 手术的适应证如下:①不想改变下颌角的患者。②面呈 U 形,颏部宽大,而侧面或正面观下颌角不大的患者。③做过下颌骨缩小手术,但美学效果不满意的患者[10]。

手术方法

手术在经口气管插管全身麻醉下进行。用含有 1% 利多卡因和 1∶100 000 肾上腺素溶液局部浸润后，做常规的口腔前庭切口，骨膜下剥离，暴露下颌骨中线联合区域。注意颏部骨骼要保留足够的软组织附着，以保证骨段有足够的血液供应，并加强后期的缩窄效果。然后施行 T 形截骨缩窄颏[6]，截骨术如图 10.1 和图 10.2 所示。根据下齿槽神经在全景片显示的路径，水平截骨线设计在颏孔下方至少 5 mm，以避免意外的神经损伤。然后，设计垂直于水平线的两条垂直截骨线。建议使用往复锯进行截骨。在作者单位以往的研究中，水平缩窄的平均值为 9.7 mm，最大值为 16 mm。取出中间骨段后，将两个外侧骨段内推至中间，用微型钛板和螺钉固定。对要求手术保密而不愿意用金属材料固定的患者，可选用可吸收螺钉固定，此法简单而可靠[11]。如果需要矫正侧面轮廓，则可在

颏缩窄的同时将骨段前移或后推。此外，如果在手术前或术中发现面部比例不协调，则可以同时进行颏垂直方向延长或缩短[12, 13]。

颏缩窄后会在两侧颏–下颌交界处留下骨性台阶，要仔细切削，将其消除，达到摸起来不那么明显，下颌轮廓变得平滑。在前面所做的颏缩窄切口的外侧另做附加切口，两个切口是相互分开的，因为暴露颏神经会增加手术过程中直接损伤神经的概率。从外侧新切口进入行骨膜下剥离，直视到达近中侧的颏–下颌交界处，远中侧至下颌角。建议使用"带防护装置的"摆动锯（"guarded" oscillating saw）来标记预定的截骨线（图 10.3）[10, 14]。这种防护锯是带有不同间距防护片的小摆动锯，所使用的防护锯的型号尺寸取决于骨性台阶的大小（这与颏缩窄的量有关）和下颌下缘与颏神经路径之间的距离。该锯便于医师进行均匀一致的精确骨切除，同时避免切除过度，并减少神经损伤的可能性。截骨向后延伸到能够保证下颌轮廓平滑的某点，该点可以在下颌骨体的中部，也

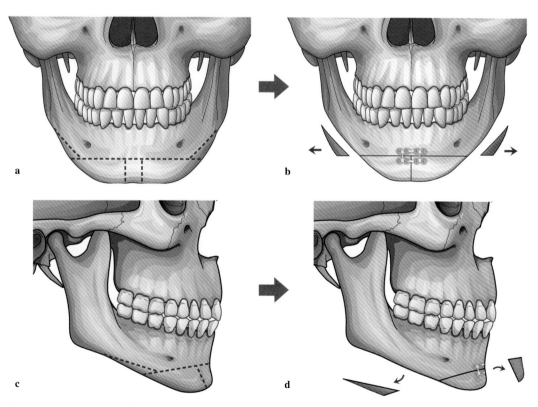

图 10.1 小 V-line 手术方法

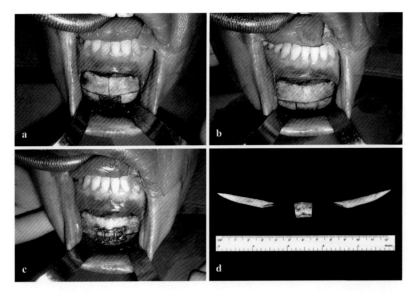

图 10.2 小 V-line 手术的术中照片。a. 设计水平截骨线和两个垂直截骨线；b. 用往复锯截骨；c. 移除中间骨块后，将两侧骨块在中间合拢用微型钛板和螺钉固定；d. 手术切除的骨块

可以就在下颌角前，要根据下颌骨的形状、下颌平面的陡峭度以及颏缩窄的量而确定。如果向后切除延伸太短，可能出现不自然不平滑的下颌轮廓线，称为"继发角"，导致不良结果[10]。用防护锯标记好截骨线后，再用较大的序列摆动锯完成截骨。如果需要进一步缩窄下颌骨体的宽度，可以加做下颌骨外层骨皮质切除术（图10.4）。

技术要点

（1）在做颏缩窄 T 形截骨时，水平截骨应垂直于面部中线，并至少在颏孔下 5 mm。

（2）颏中间缩窄部分的宽度是基于诸如颏的宽度、下齿槽神经的路径和患者的偏好等因素决定的。根据作者的临床经验，水平缩窄的平均值约为 10 mm，从 0 到 16 mm 不等。

（3）颏前后方向的位置调整和垂直方向的延长或缩短可以与缩窄手术同时进行。

（4）修平两侧颏–下颌交界的骨性台阶，使其摸起来不明显，这一点非常重要。骨性台阶可用摆动锯切除。用"带防护装置"的摆锯可使截骨精确并均匀一致，同时避免过度切除，并减少神经损伤的可能性。

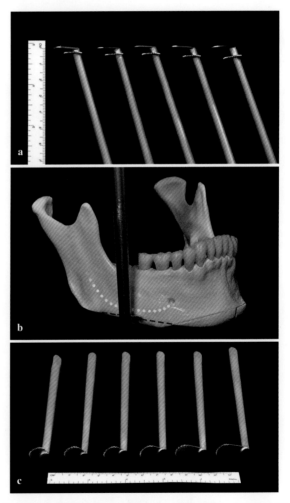

图 10.3 使用"带防护装置"的摆动锯。a. 防护锯是一个带有不同间距防护片的小的摆动锯，防护片与锯片的间距有 2、3、4、5 和 6 mm 各型号；b. 该锯有助于手术医师做精确截骨，同时避免过度切除和神经损伤；c. 然后按次序用较大的摆动锯完成骨切除

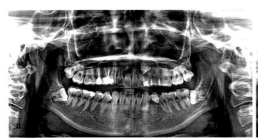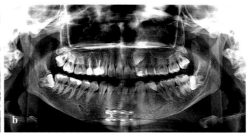

图 10.4　全景 X 线片。a. 术前；b. 术后第 1 天

案例研究

案例 1

　　患者女性，26 岁，计划行小 V-line 手术。尽管她的下颌角不很突出，下颌角的角度为 130°，但很宽的颏使她呈现出相当男性化的外表。手术将颏缩窄 10 mm，同时垂直缩短 2 mm，以达到良好的面部比例。另外，同时行重睑成形术。其原本相对较宽的面下部轮廓术后变得修长且更富女性气质（图 10.5）。

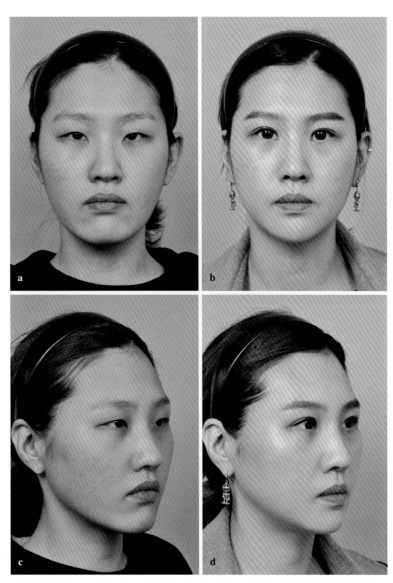

图 10.5　患者女性，26 岁。a、c. 术前；b、d. 小 V-line 手术后 6 个月

案例2

　　患者女性，33岁，既往有常规下颌角缩小手术史，计划行小 V-line 手术。尽管以前做过手术，但是面下部仍不对称。手术使颏缩窄 11 mm，后徙 2 mm，同时行颧骨降低术。术后，患者很宽的面下部轮廓变得更协调，呈现女性柔美容颜（图 10.6）。

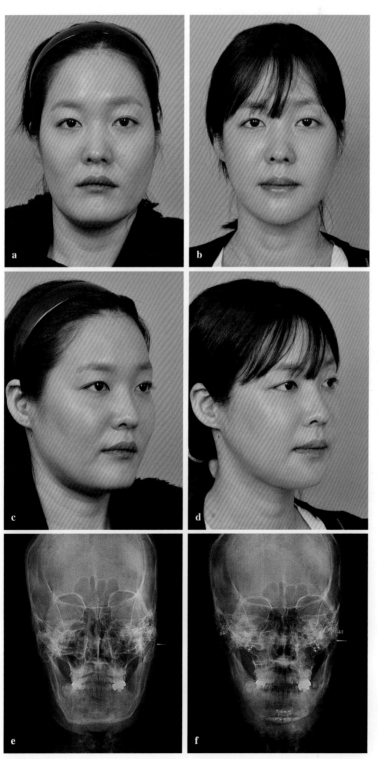

图 10.6　患者女性，33 岁，有传统下颌角缩小手术史。a、c、e. 术前；b、d、f. 小 V-line 手术后 6 个月

并发症与处理

最常见的并发症是暂时性感觉缺失[10]。作者单位以往的一份研究报道，有 27% 的患者术后即刻出现下唇区感觉减退，然而，所有的感觉在随后逐渐恢复，未见永久性神经功能障碍的报道。尽管如此，我们仍应努力采取各种措施去避免任何意外的神经损伤，诸如将口内切口分开为三个部分，水平截骨在颏孔下至少5 mm，使用防护摆动锯在颏 - 下颌骨交界截骨等。据同一份临床报告，手术部位感染发生率为 2%，所有病例都以保守的方式成功治愈。该研究没有发现其他可能发生的严重并发症，诸如需要手术干预的血肿、意外骨折、骨段错位或不愈合、面瘫或牙关紧闭等。

同时，该研究还报道了一些术后的美容问题，例如，下颌区域软组织冗余的问题。对这些病例，附加颏下激光吸脂手术可以成功地解决此问题。颏肌功能亢进，见于 4.8% 的患者，是一个暂时性的问题，所有病例在 3 个月内都能缓解，用 A 型肉毒毒素局部注射到亢进的肌肉可能会有助于恢复。有些患者在做颏缩窄手术的同时还接受其他面部轮廓整形手术。颧骨降低术、自体脂肪移植、激光辅助吸脂和线提升术通常都可与此手术同期进行[10]。

讨　论

当为一位希望面部修长和更富女性气质的患者设计下颌轮廓缩小手术时，一定要将面下部轮廓作为整体来考虑。然而，下颌角的作用常常被手术医师和患者过分看重了。常规下颌骨包括下颌角的骨骼轮廓整形术，只是简单地减少下颌骨体积，可能会导致无法挽救的不美观、不满意手术结果。下颌骨轮廓手术应更多地着眼于颏部，是否包括下颌骨的后部要进行选择[2, 6, 8, 10]。因此，在进行颏缩窄术时，医师必须确定是否要同时缩小下颌角。

同时，一些有过下颌轮廓手术史的患者对手术效果不满意，主要是抱怨术后面部不如预期的瘦小[10]，并且，面下部与显得更宽的颏部之间的不协调也困扰着许多患者。其原因是传统的下颌角缩小术所固有的局限性。仅缩小下颌角其手术效果有限，特别是从正面看时，颏部没有变化，致使面下部美学比例失调。对这些患者，小 V-line 手术是一个很好的解决方案。当计划为这些患者进行修正性下颌轮廓手术时，注意不要过度切除下颌角。在这种情况下，下颌角的进一步切除可能导致美学上不自然的结果，而单做颏缩窄术通常是较好的选择[8, 10]。当进行修整手术时，术者应该非常谨慎，因为以前的手术可能造成下颌骨的下缘不规则，外层骨皮质可能很薄，以及下齿槽神经走行可能很接近下缘。

与常规下颌角缩小手术或常规 V-line 手术相比，小 V-line 手术仅需一个相对较小的口内切口和有限的下颌骨骨膜下剥离区，因此，一般手术时间较短，出血减少，使术后肿胀或瘀青减轻，术后恢复快。不需要放置引流，意味着不需要增加住院时间，从而可以提高手术的成本效益。对一些患者想要术后恢复快，不希望做范围较大的手术，包括下颌角缩小术，小 V-line 手术是理想的解决方案。

参考文献

[1] Baek SM, Kim SS, Bindiger A. The prominent mandibular angle: preoperative management, operative technique, and results in 42 patients. Plast Reconstr Surg. 1989;83:272–80.

[2] Chen T, Khadka A, Hsu Y, Hu J, Wang D, Li J. How to achieve a balanced and delicate lower third of the face in Orientals by mandibular contouring. J Plast Reconstr Aesthet Surg. 2013;66:47–56.

[3] Li J, Hsu Y, Khadka A, Hu J, Wang Q, Wang D. Surgical designs and techniques for mandibular contouring based on categorisation of square face with low gonial angle in orientals. J Plast Reconstr Aesthet Surg. 2012;65:e1–8.

[4] Li J, Hsu Y, Khadka A, Hu J, Wang D, Wang Q. Contouring of a square jaw on a short face by narrowing and sliding genioplasty combined with mandibular outer cortex ostectomy in orientals. Plast Reconstr Surg. 2011;127:2083–92.

[5] Hsu YC, Li J, Hu J, Luo E, Hsu MS, Zhu S. Correction of square jaw with low angles using mandibular "V-line" ostectomy combined with outer cortex ostectomy. Oral Surg Oral Med Oral Pathol Oral Radiol Endod. 2010;109:197–202.

[6] Park S, Noh JH. Importance of the chin in lower facial contour: narrowing genioplasty to achieve a feminine and slim lower face. Plast Reconstr Surg. 2008;122:261–8.

[7] Baek RM, Han SB, Baek SM. Surgical correction of the face with the square jaw and weak chin: angle-to-chin bone transfer. Plast Reconstr Surg. 2001;108:225–231; discussion 232.

[8] Lee SW, Ahn SH. Angloplasty revision: importance of genioplasty for narrowing of the lower face. Plast Reconstr Surg. 2013;132:435–42.

[9] Jin H. Misconceptions about mandible reduction procedures. Aesthet Plast Surg. 2005;29:317–24.

[10] Lee TS, Kim HY, Kim T, Lee JH, Park S. Importance of the chin in achieving a feminine lower face: narrowing the chin by the "mini V-line" surgery. J Craniofac Surg. 2014;25:2180–3.

[11] Lee TS. A simple and reliable method of narrowing genioplasty using biodegradable screws. J Craniofac Surg. 2016;27:185–7.

[12] Lee S, Kim BK, Baek RM, Han J. Narrowing and lengthening genioplasty with pedicled bone graft in contouring of the short and wide lower face. Aesthet Plast Surg. 2013;37:139–43.

[13] Lee TS, Kim HY, Kim TH, Lee JH, Park S. Contouring of the lower face by a novel method of narrowing and lengthening genioplasty. Plast Reconstr Surg. 2014;133:274e–82e.

[14] Lee TS. Standardization of surgical techniques used in facial bone contouring. J Plast Reconstr Aesthet Surg. 2015;68:1694–700.

面部骨骼轮廓整形和人中缩短矫正长面畸形

Jaehyun Kwon and Seungil Chung

第 11 章

要点

(1) 长面不是一个确切的诊断，而是一个非常主观的术语。尽管如此，主诉脸长和寻求治疗以获得均衡比例的患者正在迅速增加。

(2) 长面的特征是多种多样的，其中包括颌骨前突、上颌垂直方向过长、额过长和垂直向比例正常的长面。

(3) 根据长面的原因，可以考虑通过多种手术策略进行改进。如果长面的原因是上颌骨和下颌骨过长，同时伴有错颌畸形，则双颌手术和面部骨骼轮廓手术可能是最有效的改善方法。然而，许多患者希望采用简单并且损伤较小的手术方式，因此，本章作者将着重介绍面部骨骼轮廓手术和软组织处理方法。

(4) 面部骨骼轮廓整形手术，如小 V-line 手术和 V-line 手术，采用 T 形截骨缩短垂直长度，是改善伴或不伴有颌骨前突的面下部过长的一种简单有效的方法。

(5) 为了有效地缩短面部，处理好软组织下垂和冗余与减少骨量一样重要。肌肉的悬吊、抽脂和面部提升可以单独或同时应用，使骨骼削减手术的效果更明显。

(6) 缩短面中部过长最有效的方法是缩小上颌骨高度，但如果人中过长，完全遮挡切牙，缩短人中的长度也是使面中部看起来较短较均衡的有效替代方法。

引 言

面部比例的描述有多种方式。垂直方向上，面部可分为三部分，面上部是从发际到眉间点，中 1/3 是从眉间点到鼻下点，面下部是从鼻下点到颏下点（图 11.1）。面部的垂直比例因种族而异，人们偏爱的比例取决于种族、性别、文化等，虽然理想的比例因上述因素而有所不同，但在手术规划时将患者想要的理想比例考虑进去，对于取得满意的效果是非常重要的。

然而，即使垂直比例是理想的，面部仍可能由于宽高比率的缘故而看起来较长。一般来说，美观理想的面部，宽与高的比例通常为 3:4，

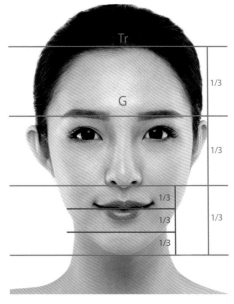

图 11.1 面部分为水平三部分。面上部从发际线到眉间点，中 1/3 从眉间点到鼻下点，面下部从鼻下点到颏下点

且为椭圆形[1, 2]。因此，所谓的长面是高度主观的看法，手术指征也不会是绝对的。例如，一些颏部比例在正常范围内的韩国人或日本人，有时会想要把颏部变短一点。并且，许多亚洲国家的人认为，面下部比理想的比例短一些，更显年轻[3, 4]。手术医师需要通过仔细的会诊，准确地知道患者想要改善什么，并应综合考虑各种因素，来有效协调地改善长面。

在这一章中，作者重点介绍在面中部缩短软组织和在下颌缩小其垂直高度以改善长面的方法。

众所周知，缩短面中部的实际长度和矫正错颌的唯一方法是采用包括 Le Fort Ⅰ 型截骨的双颌手术。然而，对于①咬合关系正常或接近正常的或不希望改变咬合关系的；②要求手术创伤小，恢复快的；③伴有软组织（人中）过长，切牙显露极少的患者，人中缩短手术是一种可使面中部看起来变短的有效的替代方法。

对于面下部缩短，面部轮廓整形手术，如小 V-line 手术，采用 T 形截骨缩小颏的 V-line 手术是最常用和有效的方法。此外，连同下颌骨垂直长度的缩短一起，控制好软组织，是面下部短缩的一个非常重要的因素。这是由于面部骨骼轮廓手术后，冗余的软组织使已经缩小的下颌看上去仍然较长，应该考虑采用颏舌骨肌/二腹肌等软组织悬吊、吸脂和面部提升等软组织处理方法。

患者评估与咨询

面对面的检查和临床照片分析是评估患者问题并制订手术计划的关键步骤，头影测量和全景 X 线片以及三维 CT 也是必要的，其中，头颅侧位片能够显示颅骨和软组织的侧面轮廓，对评估垂直比例和软组织与颌骨的关系最为有用。尽管如前所述，长面还没有绝对的定义，但在术前面部分析和制订手术计划时，美学上

的理想面容仍然值得参考。

在面中部，对上唇长而薄、切牙显露小于 2 mm、侧面唇向下悬垂的患者，采用人中缩短术是最佳适应证。

手术医师需要参照理想的容貌比例，考虑患者的要求，来决定将采用哪种手术缩短长面。

手术方法

面部骨骼轮廓整形术：V-line 和小 V-line 手术

手术方法与前文中描述的流行的面部骨骼轮廓整形手术没有太大区别。主要区别在截骨的轴线和为了垂直缩短所做的附加截骨。根据神经的位置、缩小的量和患者的要求，可以考虑各种截骨设计。

双平行线截骨

当神经走行足够高或缩短量不多，应用两个平行线截骨缩短颏部是一种常用的技术。由于术者可以使用双锯片进行平行截骨，因此这种方法技术操作简单、快捷省时。这种平行截骨线可以是水平的，也可以是倒 V 形的，以获得额外的缩短效果（图 11.2）。如果神经走行的位置太低限制了截骨量，那么神经损伤的风险很可能增加，或者如果患者要求颏的外形尽量尖些并需要长度缩短，手术医师就应该考虑采用其他安全、变异的截骨线。

倒 V 形截骨术

在下齿槽神经线位置太低的情况下，如由于先前的手术神经线以下没有足够的边缘，并且仅需少量的垂直缩短，则可以通过斜行截骨来减小颏部的高度，而不用做骨切除（图 11.3）。

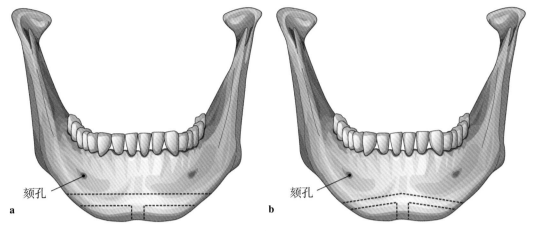

颏孔

a   b

图 11.2 两条平行线截骨术，这是最常用的颏缩小技术

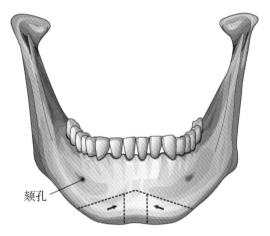

颏孔

图 11.3 倒 V 形截骨术。斜线截骨可缩短颏的长度而不需要去骨

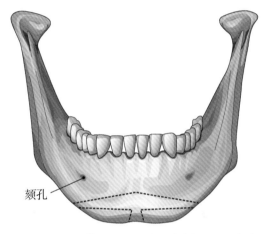

颏孔

图 11.4 梯形截骨术。此方法能够最大限度缩短颏的长度

虽然垂直缩短的量有限，但它是最常用的截骨术方法，因为这种方法神经损伤的风险相对较低，截骨方法简单，技术上难度不大，与横行截骨没有太大的区别。一般来说，为了保持颏的形状，必须去除中间部分，其宽度是垂直减少量的两倍。

梯形截骨

如果患者不喜欢尖颏，而是希望有一个圆颏并要求做最大限度的颏缩短，截骨术就应着重在颏缩短上（图 11.4）。通过最大限度地去除中央部分并尽可能少地去除两端的骨，即使神经位置低，也可以充分减小颏的高度。

弓弦形截骨

如果患者的颏部不是太长，要求适当缩短并更尖一些，可以通过横线和斜线截骨组合来完成（图 11.5）。这种截骨的设计与梯形截骨正相反，即，中心部分骨切除要尽量少，两端切除尽量多些，就可以塑造成更尖的颏，但这种方法在颏的高度缩小方面会受到一定限制。在采用弓弦形截骨时，应注意神经线以下要有足够的空间，因为截骨后两端会形成较大的骨性台阶。

在缩短颏长度的同时，术者也可以控制颏的前突度。如果颏长并伴有前突，单是减小颏的长度就可以改善其前突度。

如果需要进一步减小前突度，可以考虑做

颏后徙成形术。

此外，手术医师必须控制多余的软组织以使颏缩短的效果更好，因为即使做了骨骼轮廓手术，软组织下垂也会使面部看起来较长。有多种方法可以用来处理软组织。代表性的方法有，面颊下部和双下巴吸脂，颏舌骨肌／二腹肌悬吊，以及面部提升。骨缩短后松弛的肌肉是导致双下巴的原因，并可能削弱骨骼缩短的效果，采用肌肉悬吊有助于改善软组织下垂。

人中缩短术

单做人中缩短术可以在静脉镇静加局麻下进行，但如果是联合面部骨骼轮廓整形手术，就需要口内气管插管全麻。在静脉镇静下，在上唇、鼻黏膜和鼻尖皮肤区域注射局部麻醉药（2% 利多卡因 1：100 000 肾上腺素）。做鼻内切口，切开鼻小柱与大翼软骨内侧脚之间的皮肤，但不做鼻小柱横行切口（图 11.6 和图 11.7a），切口沿着鼻翼下褶皱行进，用肌腱剪经切口进入分离并识别鼻中隔尾端，在上唇皮下组织层、口轮匝肌表面向下分离，以避免影响口轮匝肌功能（图 11.7b），分离的区域限于鼻

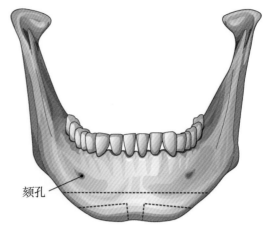

图 11.5　弓弦形截骨术。可使颏高度减少的同时变得更尖

颏孔

基底的宽度，向下至唇弓嵴一半的距离。经同一切口的软骨下部向上适当分离鼻尖和鼻背组织（图 11.7c）。将上唇皮肤和皮下组织从口轮匝肌表面分离掀起后，鼻小柱亚单位可以自由移动。将 3-0 尼龙悬吊缝线自鼻内切口引入皮下分离层，约在上唇高度一半的位置穿过浅层口轮匝肌和筋膜（1~1.5 cm 宽），然后将缝线锚定于鼻中隔尾端下部，小心收紧缝线以缩短上唇中部，以便将唇提高到预期的水平，还不能限制或妨碍口轮匝肌功能。关键性的锚定缝线要确保固定在鼻中隔尾部，而不是前鼻棘，以防止在剥离上颌骨时缝线断裂。悬吊缝合完成后，

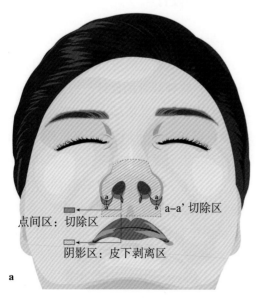

点间区：切除区

a-a' 切除区

阴影区：皮下剥离区

a

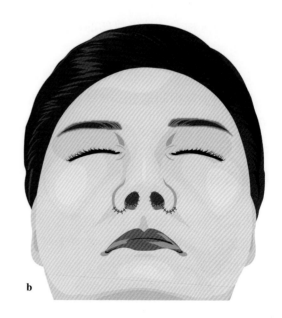

b

图 11.6　人中缩短术的切口设计及分离范围

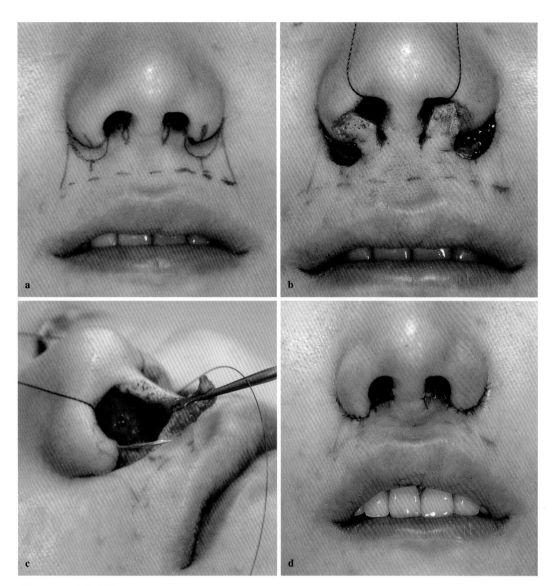

图 11.7 手术步骤

若上唇出现凹痕，要进一步做口轮匝肌折叠缝合，直到局部过渡平滑为止。手术到此，鼻唇角的角度会变小，这就格外多了一项好处，即鼻尖不那么上扬了（图 11.7d）。如果患者的鼻小柱退缩或鼻尖低平，可以施行鼻尖整形，包括填加移植物来增高鼻尖。对鼻小柱悬垂的患者，可以缩短其鼻中隔软骨的尾端。鼻小柱多余皮肤不做切除，而是重新分布于鼻尖周围。将上唇多余的皮肤向上牵拉重新分布于鼻前庭内并切除多余的组织。接着，用 4-0 PDS 缝线进行关键锚定缝合，将鼻内皮瓣缝合于鼻前庭底固定不动的骨膜组织上，以缓解张力。鼻翼下尾侧进一步切除能够增进唇两侧部的提升。

技术要点

（1）根据神经的位置、颏缩短的量和患者的喜好，可以考虑采用不同类型的截骨术。

（2）通过肌肉悬吊、吸脂术或面部提升来控制软组织，这与骨骼手术一样重要，因为（骨骼体积减少后）剩余的软组织会使面部轮廓不规则，脸仍较长。

（3）人中缩短术是面中部缩短一种有效的替代方法，注重细节和认真的术前规划，人中缩短术可以使面中部缩短最多达 6 mm，且瘢痕非常隐蔽。

案例研究

案例 1：颏缩短成形术

患者女性，25 岁，主诉颏部过长、不对称并前突（图 11.8）。采用梯形截骨颏成形术，颏长度缩短了 5 mm，使用预成型钛板使颏后徙 2 mm 以改善颏前突。在骨段两端附加固定以确保骨创面接触（图 11.9）。为了防止软组织下垂，用 3-0 PDS 线进行悬吊缝合。术后 5 个月颏长度显著缩短，颏前突得到改善（图 11.10）。

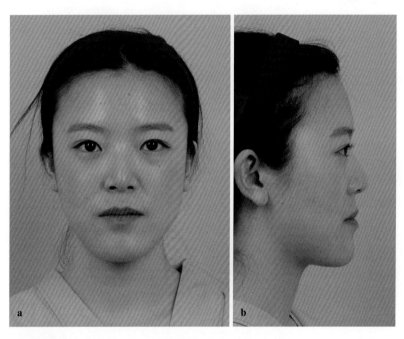

图 11.8　术前照片。a. 正位；b. 侧位

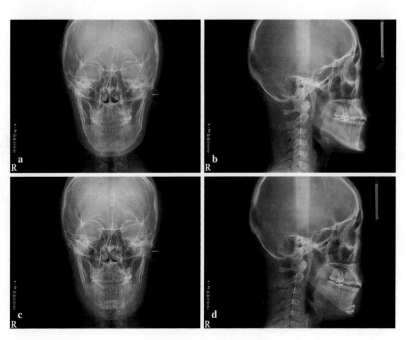

图 11.9　X 线片显示高度缩短和前突改善。a、b. 术前；c、d. 术后

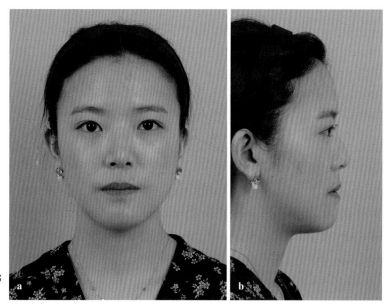

图 11.10　术后 5 个月照片。a. 正位；b. 侧位

案例 2：人中缩短

患者女性，20 岁，来 ID 医院就诊，要求改善长面。经过前额缩短、下颌骨轮廓整形和人中缩短手术，人中缩短了 5 mm。术后 2 个月，患者的面部轮廓显得短了，也更均衡（图 11.11）。

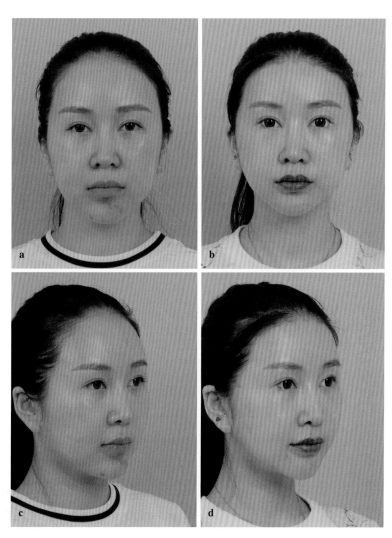

图 11.11　术前和术后照片比较。a、b. 正位；c、d. 斜位

并发症与处理

颏缩短术后最常见的并发症是软组织下垂，如面颊下部"赘肉"，美容改善的解决方法是颏下吸脂和用线提升，这些方法也有助于使面部轮廓平滑。

颏缩短手术可能发生的一种特殊并发症是颏唇沟变平。如果颏唇沟变平，颏部体积也会相对减小，侧面外形可能不自然，三维外观可能变差。在原先颏唇沟的上方近端部磨削可以重新形成颏唇沟，从而获得自然的颏部侧面轮廓。当磨削时，应避免损伤牙根，也应避免由于骨皮质过多磨削而引起固定不牢。

讨　论

直到最近，人们才对用外科手术的方法减少面部长度并达到平衡的比例感兴趣。人们曾经做过各种尝试，如额部缩短、毛发移植、人中缩短和骨骼手术，但都不是十分满意。其中一个主要原因是骨量减少不足，这已通过各种截骨术设计得到改善。另一个主要原因是自然的美学标志如颏唇沟或颏下线的消失，仔细考虑和保留这些标志，提高了结果的完美度。

最古老而又颇有争议的颏垂直缩短的方法之一是直接切除或磨削，这种方法的优点是操作简单且不留金属螺钉。然而，这种方法不能有效地缩短颏的长度，并且与T形截骨不同，由于骨髓质暴露而引起的无法预料的骨吸收，会导致面部轮廓凹凸不平和不对称。此外，直接骨切除术中过多的软组织剥离，可能会导致严重的软组织下垂和不规则的软组织粘连。通常那些对面部骨骼手术没有经验的医师才做此手术，我院不做也不建议用直接骨切除的方法做颏部缩短。

对于人中缩短，建议最多缩短 6 mm，因为这种缩短幅度形态自然、瘢痕不明显。不建议缩短超过 6 mm，因为软组织聚集在人中区通常不美观。至于瘢痕，最重要的是在锚定缝合后要使创缘无张力对合。

此外，制订手术计划时，应考虑矫枉过正约20%。由于重力作用和悬吊缝合线的切割引起的组织撕裂，数月后唇开始下垂，并会有 20% 的回弹。

许多外科医师可能怀疑和拒绝做长面的垂直缩短手术；实际上，把多种截骨方式的面部骨骼轮廓手术与软组织处理方法恰当地结合起来，可以使长面有相当大程度的改善。

参考文献

[1] Larrabee WF, Makielski KH, Henderson JL. Variations in facial anatomy with race, sex, and age. In: Larrabee WF, Makielski KH, Henderson JL, editors. Surgical anatomy of the face. Philadelphia: Lippincott Williams & Wilkins; 2004. p. 22–8.

[2] Prendergast PM. Facial proportions. In: Erian A, Shiffman MA, editors. Advanced surgical facial rejuvenation: art and clinical practice. Berlin: Springer; 2012. p. 15–22.

[3] Farkas LG, Hreczko TA, Kolar JC, Munro IR. Vertical and horizontal proportions of the face in young adult North American Caucasians: revision of neoclassical canons. Plast Reconstr Surg. 1985;75(3):328–38.

[4] Sim RST, Smith JD, Chan ASY. Comparison of the aesthetic facial proportions of Southern Chinese and white women. Arch Facial Plast Surg. 2000;2(2):113–20.

假体隆颏和丰下颌手术

Jaehyun Kwon

第 *12* 章

要点

(1) 面部骨骼假体植入增大可以改善面部突度、界线和均衡。
(2) 假体植入因其简单且不需要供区，可以作为矫治各类下颌骨缺陷的一线选择方案。
(3) 植入材料的选择取决于植入部位、材料的软硬度、有效性及生物学特性。
(4) 充分剥离植入腔隙是手术成功的关键环节。
(5) 为了术后假体稳固，大多数情况下需要固定。
(6) 颏是假体植入最常见的部位，应根据患者的愿望谨慎决定假体的位置、大小和形状。
(7) 下颌骨假体植入可以用来增加阳刚之气或纠正过度切除。
(8) 为了预防感染，应给予足够剂量的抗生素并且持续给药。

引 言

下颌骨缺陷的患者想要改善其容貌有各种不同的方法。面部骨骼手术中的双颌手术或颏成形术是治疗骨骼缺陷最有效和永久的方法。但许多患者仍然将假体植入作为首选来改善其缺陷[1, 2, 3]，主要原因是方法简单，另外还有性价比高及恢复时间短。假体植入可用于简单和局部缺损的治疗。比起自体脂肪或其他填充物，假体植入更有利于形成永久和清晰的面部轮廓[4]，并且没有供区的并发症和限制。

颏部是假体植入最常见的部位，通常用来矫正颏短小和后缩，但近年来也用来改变面部的正面形状，例如，使颏变得尖些、改善其宽度和轮廓。如果下颌骨发育轻度不足，仅局限于颏部，许多医师会乐于采用植入假体的方法[3]。

下颌骨增量手术通常是男性患者，为增强其男性阳刚气质。但这在亚洲人中并不流行，因为大家都喜好下面部瘦小些。用植入假体使下颌轮廓线更清晰并显得强壮对于亚洲女性来说是非常罕见的，通常应用于下颌骨缩小术切除过多造成的医源性并发症患者[4, 5]。假体的选择取决于缺损的大小和材料的质地。对于先天或发育性异常，如面部不对称和颅面短小症，下颌骨植入假体可以成功地增补有缺陷的一侧并纠正不对称畸形。

常用的各种植入材料有固体硅胶、多孔聚乙烯（Medpor®）和Gore-Tex®[3, 5]。固体硅胶易于购得，易于雕刻。植入后在假体周围会形成包膜，便于取出，但也可能是潜在的感染源[6]。硅胶植入在许多亚洲国家是一种治疗选择，尤其常用于颏部手术。

Medpor是一种稳定的、惰性的、多孔的假体，多孔性具有固定和防止包膜形成的优点[7]。其另一个优点是能够术中加热塑形。Gore-Tex

是一种膨胀的聚合物[8, 9]，成品有片状、条状和块状，相对柔软易弯曲，表面贴合性好并能保持一定强度，最适合填补形状复杂或被覆皮肤较薄的缺损。可以用缝线与周围软组织固定或用螺钉固定到骨面。

患者评估与咨询

直接的体格检查是评估患者问题并制订手术计划的关键步骤。医师必须与患者进行有效沟通，确切明白患者的要求。首先应该排除咬合问题，继而以突度和长度评价颏发育不足的程度。近来，还需要从颏的宽度和轮廓方面评估其正面形状。如果发育不足涉及下颌骨体或下颌角，可能需要选择全麻下手术，并预先制备假体。应仔细检查颏肌的功能和唇的闭合功能。临床照片和X线检查都是必需的，这有助于准确的侧面轮廓分析。应仔细排除累及颞下颌关节的颌骨畸形，并仔细检查下颌管的走行。评价切牙牙根的状况，如有牙根吸收，假体植入后可能加重。

应该告知患者发生假体植入后特有的并发症的可能，告知感染发生的概率和需要假体取出的可能[10, 11]。

手术技术

面部骨骼增量手术可以采用局部麻醉＋镇静剂，也可以在全身麻醉下进行。静脉给予镇静剂＋局部麻醉对于简单的颏假体植入足够了，但是如果考虑做复杂的颏假体植入或下颌骨假体植入，可能需要采用全身麻醉。面部假体植入手术通常是在门诊条件下进行的。

颏下或口内切口均可到达颏部，但颏下切口会留下可见的瘢痕，基本不用。口内入路植入假体并不会增加任何感染的风险。口内切口

在前庭沟上方约1 cm处，以便留有足够的组织缝合切口[12]。

骨膜下剥离假体植入区。尽管有的医师喜欢把假体植入骨膜上，但许多临床经验证实，植入骨膜下层可以减少周围神经损伤和出血。并且，只有当假体放在骨膜下腔隙时，才能固定结实。

所有病例均采用坚固的固定。首先，这可以防止假体的移动，如果没有固定的话，经常发现颏假体由于颏肌的拉力向上移动。其次，可以增加假体与骨表面的贴合，减少无效腔。无效腔可造成血肿和感染。假体贴合不良也可能出现轮廓问题，如过度矫正、不对称或形状不规则。

用精细骨膜剥离子，在骨膜下剥离与假体大小相同的腔隙。如果剥离的腔隙过大，会增加假体移位的机会，精确定位困难；如果腔隙太小，可能会造成假体弯曲变形或卡在软组织上面，出现轮廓问题。假体植入后应仔细检查假体的边缘。

颏部假体植入

在进行假体植入隆颏时，假体的位置应由术前设计的颏的形状来决定。如需延长颏部，假体应垂直放在颏下（图12.1）。如果颏长度没有

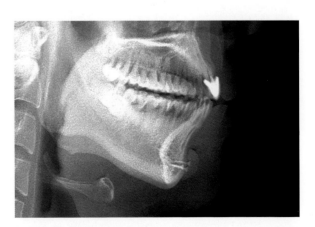

图12.1 作者喜欢用螺钉做坚固固定，以防止假体移位和偏斜

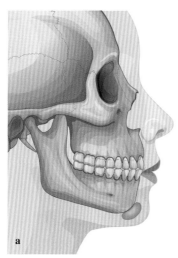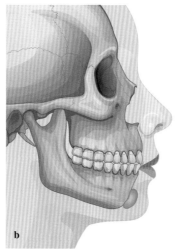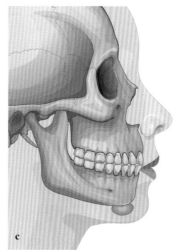

图 12.2 假体放置的位置取决于需要增量的方向

问题，仅需增加向前的突度，则假体应放在颏结节的前面（图 12.2）。如需同时增加长度和突度，假体应放在颏结节的前下方（图 12.3）。用两个钛钉固定假体，防止假体向上移位或旋转。假体的正面宽度也是一个美学关键，如果下颌骨中重度发育不足，需要假体较长，延伸到颏孔外侧，隆颏效果才更好。如果患者下颌骨平且短，或患者想要颏部修长、尖些，那么短而厚的假体最为有效。

下颌骨假体植入

通过口内龈颊沟上约 1 cm 的切口暴露下颌骨体部和升支。骨膜下剥离下颌骨下缘和后缘的肌肉附着。在适当位置做多个螺钉固定，这一步骤至关重要（图 12.4）。咬肌过度牵拉或外部压力都可能引起假体移位。根据患者的具体需要选择假体的形状和材质。如果是侧方体积不足，单纯硅胶假体就足够了；如果是下颌骨下

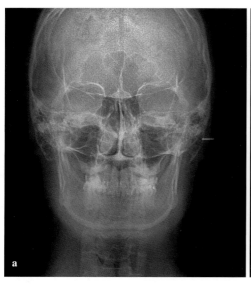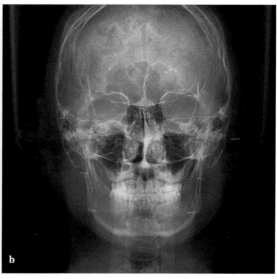

图 12.3 下颌骨假体植入也用多个螺钉固定。a. 术前；b. 术后，假体植入及螺钉固定

缘缺失，则建议使用 Medpor® 假体并做坚固固定；如果下颌骨下缘缺失较大，需要有侧壁支撑以抵抗肌肉拉力，建议使用带有下缘套边的 Medpor® 假体（图 12.4），并且一定要做坚固的固定。

通常不放负压引流管，因为出血量一般很少，如果有出血，应严格止血，引流也是必要的，以防止血肿形成和感染。术后 3 天用氯己定漱口液漱口。围手术期给予静脉注射抗生素，术后给予口服抗生素 1 周。

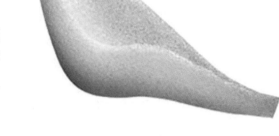

图 12.4　带有下缘套边的 Medpor® 假体

技术要点

（1）建议剥离腔隙大小合适并采用坚固的固定，防止假体移位和边缘的显现。

（2）无菌技术是预防感染的关键，注意不要过多来回取放假体，以免污染假体。

（3）假体的选择要基于术前评估、患者的要求和医师的经验。

（4）应仔细复位缝合颏肌，以保留唇和颏的自然形状。

案例研究

案例 1

患者女性，24 岁，主诉颏后缩（图 12.5a），希望改善侧面轮廓。通过侧位 X 线片研究其理想的外形（图 12.5b），经口内切口植入 8 mm 硅胶假体，用两枚螺钉固定（图 12.6b）。术后颏后缩明显改善（图 12.6a）。

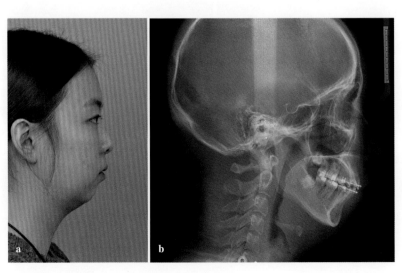

图 12.5　术前照片（a）和侧位 X 线片（b）

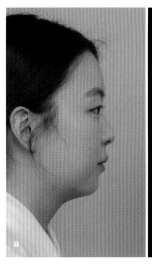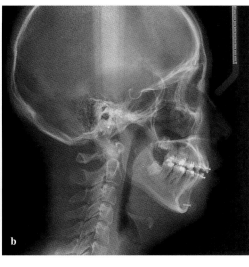

图 12.6　术后照片（a）
和侧位 X 线片（b）

案例 2：下颌角增大

患者男性，28 岁，主诉下颌角缺如呈女性外观，希望有更强壮的下颌轮廓线（图 12.7a）。行下颌角部 medpor 假体植入手术。通过口内切口，双侧植入 medpor 假体，用两个螺钉固定防止移位。术后，下颌轮廓线变得清晰明显，具有阳刚之气（图 12.7b）。

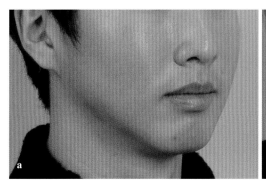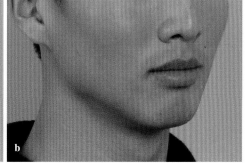

图 12.7　术前（a）和术后（b）照片

并发症与处理

假体植入手术可能发生的并发症有：感染、假体外露、错位或移位、表面凹凸不平、疼痛或不适、骨吸收和感觉减退[10, 11]。

感染

发生感染取出假体是最严重的手术并发症。

应该格外小心并努力预防感染。假体应在试植入和最后植入之前进行妥善处置，以减少污染的机会。应避免沾染唾液及其他口腔分泌物。一旦有可疑感染的征兆，应立即使用大剂量的强力抗生素，用药时间要足够长。假体植入感染一直是备受关注的问题，因为假体材料不像自体移植组织有血管长入，相反假体还提供了细菌菌落生长和生物膜形成的表面。与假体有关的感染可能会取出假体、应用抗生素和额外地处理伤口。假体的再次植入可在 6~12 个月后考虑。

位置异常

假体错位或移位是这种手术常见的并发症，精确的腔隙剥离和钛钉固定可以预防此并发症。选择大小合适的假体很重要，假体过大可能导致轮廓扭曲变形。刚做完手术时，由于水肿不容易发现假体错位或移位。术后常用弹力带来减少假体移位和组织水肿。肌肉牵拉也是导致假体移位的原因，注射肉毒毒素有助于减少术后急性期颏肌或咬肌功能亢进。

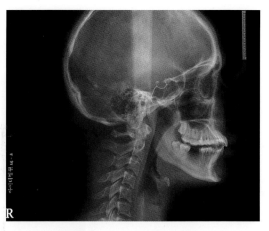

图 12.8　假体植入后 3 年观察到明显的骨吸收

骨吸收

如果颏部假体厚度超过 6 mm，则骨吸收的风险高，导致骨吸收的其他因素包括颏肌功能亢进、唇闭合不全以及假体形状过窄。然而，骨吸收的可能性和发生时间都很难预测，需要术后定期随访。如果剩余骨皮质少，建议尽快取出假体。取出后通常需要行颏成形术（图 12.8）。

讨　论

用于面部骨骼增量的假体材料有许多种，如硅胶、聚四氟乙烯、甲基丙烯酸甲酯、膨化聚四氟乙烯（Gore-Tex）和多孔聚乙烯。其中，固体硅胶是最常用的材料。硅胶植入物很容易在手术中用剪刀或手术刀雕刻，并且很容易用蒸汽或射线灭菌，也罕见有临床反应或过敏反应。但是，硅胶假体也有缺点，诸如，植入区骨吸收和纤维包膜形成等，如果是植入薄层软组织下，该包膜可以显现出来。但另一方面，纤维包膜也有积极的作用，它提供了一个血管化的保护层；并且，如果需要取出假体，可以不损伤周围组织。螺钉固定时，固定的深度是防止撕裂、松动和植入失败的关键，建议使用多个螺钉。

颏肌在颏部手术中很少受到注意。然而，功能亢进的颏肌可能会导致颏部软组织团块和活动性皱纹，是假体植入术后不满意的一个因素。颏肌复位不良可能会导致颏部前下表面平坦，也可能导致假体向上移位。

假体植入是面部美容整形的有效方法，能可靠地恢复面部比例和均衡，对于那些不希望通过骨骼手术进行美容改善的患者，提供了一种更快捷、更简单且恢复时间更短的手术方法。

参考文献

[1] Yaremchuk MJ. Improving aesthetic outcomes after alloplastic chin augmentation. Plast Reconstr Surg. 2003;112:1422–32; discussion 1433-1424.

[2] Gosau M, Draenert FG, Ihrler S. Facial augmentation with porous polyethylene (Medpor)–histological evidence of intense foreign body reaction. J Biomed Mater Res B Appl Biomater. 2008;87:83–7.

[3] Sykes JM, Fitzgerald R. Choosing the Best Procedure to Augment the Chin: Is Anything Better than an Implant? Facial Plast Surg. 2016;32:507–12.

[4] Yaremchuk MJ. Facial skeletal reconstruction using porous polyethylene implants. Plast Reconstr Surg. 2003;111:1818–27.

[5] Maas CS, Merwin GE, Wilson J, Frey MD, Maves MD. Comparison of biomaterials for facial bone augmentation. Arch Otolaryngol Head Neck Surg. 1990;116:551–6.

[6] Wray RC, Jr., Moore DL, Weeks PM. The use of silicone chin implants in plastic surgery: a method of chin augmentation. South Med J. 1974;67:456–60.

[7] Gui L, Huang L, Zhang Z. Genioplasty and chin augmentation with Medpore implants: a report of 650 cases. Aesthetic Plast Surg. 2008;32:220–6.

[8] Godin M, Costa L, Romo T, Truswell W, Wang T, Williams E. Gore-Tex chin implants: a review of 324 cases. Arch Facial Plast Surg. 2003;5:224–7.

[9] Vinal MA, Saladino CN, Ginesin LM. Management of wide nasofrontal angle with GORE-TEX implants. Aesthetic Plast Surg. 1998;22:116–9.

[10] Homsy CA. Complications and toxicities of implantable biomaterials for facial aesthetic and reconstructive surgery. Plast Reconstr Surg. 1998;102:1766–8.

[11] Rubin JP, Yaremchuk MJ. Complications and toxicities of implantable biomaterials used in facial reconstructive and aesthetic surgery: a comprehensive review of the literature. Plast Reconstr Surg. 1997;100:1336–53.

[12] Yaremchuk MJ. Skeletal augmentation. In: Neligan PC, Plastic Surgery. Vol. 2, 3rd ed. Seattle, WA: Elesevier Saunders; 2012:339.

下颌骨轮廓二次修整术

Tae Sung Lee and Jihyuck Lee

第 **13** 章

要点

(1) 许多患者因为对之前手术的美学效果不满意而愿意接受第二次下颌骨轮廓整形术。

(2) 单行下颌骨轮廓整形术而未联合颏缩窄成形术，可能导致不成比例的宽颏，需要另外行颏缩窄成形术。

(3) 下颌角区过度切除会形成不自然和凹陷的外观，假体植入能纠正切除过多的下颌骨。

(4) 下颌骨术后不对称、不规则、不均匀的轮廓线和第二下颌角形成可能是由于手术技术错误造成的。进一步的骨骼轮廓修整术能改善不良外观。

引　言

下颌骨轮廓整形术，如下颌角成形术，是面部轮廓整形最常用的方法，在亚洲人中尤其盛行 [1, 2]。近来，随着手术的普及，越来越多的患者愿意接受二次或修复性下颌骨轮廓整形术，主要是因为先前的手术美容效果不满意。下颌骨轮廓整形术后效果不佳主要是因为没有注意到颏部与下颌骨其余部之间平衡或下颌骨与整个面之间

平衡的重要性 [3-6]。这种对面部协调性的忽视，造成了不成比例的宽颏或面下部凹陷的外观。究其原因，前者是由于没有同时行颏缩窄成形术，后者则是由于下颌角切除过多。手术技术错误也会造成手术结果不满意 [1, 7, 8]，例如，下颌轮廓整形术后，出现下颌轮廓不对称，或下颌缘凹凸不平，或下颌缘曲线不自然、不光滑，即"第二下颌角" [1, 4]。这些问题经常需要二次轮廓修整手术来纠正。在下文中，将通过实际临床病例讲解需要二次下颌骨轮廓修整手术的情况。

案例研究

正面观缩窄效果不足

下颌骨轮廓整形术后，二次修整术最常见的原因是对缩窄效果不满意，尤其是正面观效果 [1, 2, 4, 6]。问题的主要原因是忽视了颏的重要性。为了达到面下部瘦长、协调及均衡的效果，不仅需要做传统的下颌角缩小术，而且还需要同时做颏缩窄术，尤其是对于宽颏的患者。如果不同时行颏缩窄术，下颌骨缩小术后会导致不成比例的宽颏和缩窄效果不佳。"小 V-line 手术"——包括颏缩窄成形术和去除颏下颌骨交界处的骨性台阶——是这种情况的解决方案 [4]。

　　图 13.1 和图 13.2 是一位 28 岁女性患者，由于正面观缩窄效果不足而进行二次下颌骨轮廓修整术。她以前曾做过传统的下颌角缩小及颧骨降低术，但对面下部轮廓不满意，颏部宽，不成比例。这次行小 V-line 手术，做 T 形截骨术缩窄颏部，然后切除颏下颌交界处的台阶，使之平滑。从术后的 X 线片和医学照片中可以看到，宽颏缩窄效果明显，面部轮廓线平滑且更显女性化。

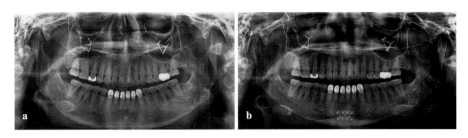

图 13.1　患者 28 岁女性，术前和术后全景照片。上次手术下颌角已缩小但遗留较宽的颏部。再行小 V-line 手术进一步缩窄了颏的宽度

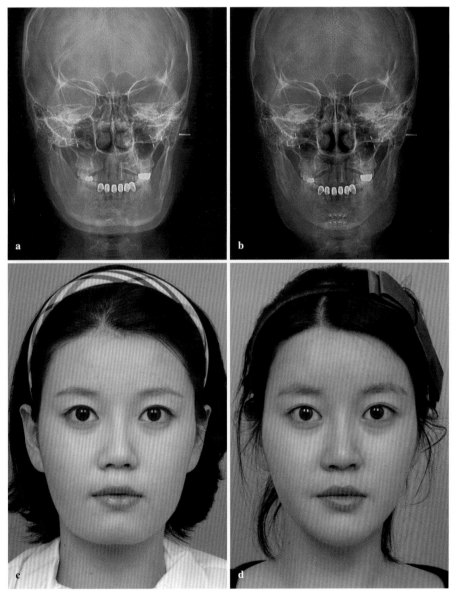

图 13.2　尽管之前做过手术，但面下部轮廓仍明显较宽。小 V-line 手术后 6 个月，有效地缩窄了颏部宽度，呈现平滑而女性化的面部轮廓

过度切除

一些患者甚至一些外科医师都有错误的概念，认为缩窄效果与下颌骨切除的量成正比[2]，也就是说，如果下颌角切除越多，瘦脸效果会越明显。然而，术中过度切除下颌角，可能会使面下部轮廓不自然或凹陷，颏与下颌骨其他部分或面下部与面部其他部分之间的平衡也会失去。在一些严重的病例，下颌骨过度切除的部位应该植入假体，恢复其自然轮廓。图 13.3 显示了由 Stryker® 公司（Kalamazoo，MI，USA）制作的各种成型的 Medpor® 假体。最近也有了个性化定制的假体供应。

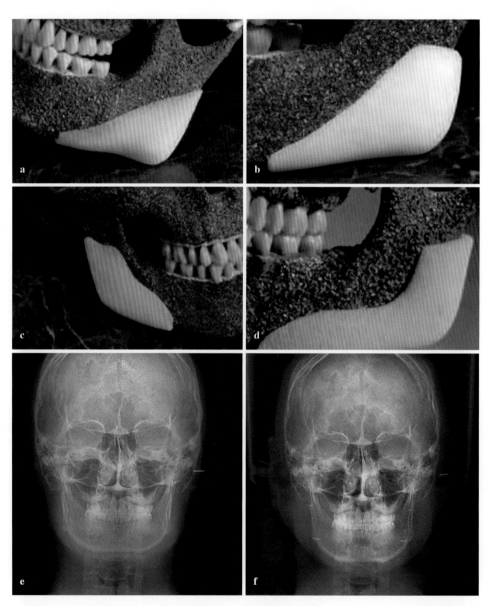

图 13.3　各种适合下颌角的预制 Medpor® 假体。e 图为术前 X 线片，植入 medpor 假体并用螺钉固定

术后第二下颌角

下颌角缩小术中，如果截骨线在下颌骨体中部某点突然终止，就会形成不自然且不顺滑的下颌缘线，称为"第二下颌角"，造成不美观的结果。为了预防这种情况出现，应该做长而顺滑的弧形

截骨，就像一些棘手的病例需要附加骨骼轮廓修整术以修平第二下颌角一样。有些病例可能需要同时做颏缩窄成形术。

图 13.4 显示一位 33 岁女性患者，有过下颌角手术史。如术前斜位照片所见，在下颌体中部形成第二下颌角，这是由于短而直的截骨造成的，形成不自然的下颌轮廓线。再次行下颌骨小 V-line 术后，第二下颌角明显改善。颏部采用 T 形截骨进一步缩窄，同时下颌缘进一步修整平滑，使面部轮廓变得瘦小而流畅。

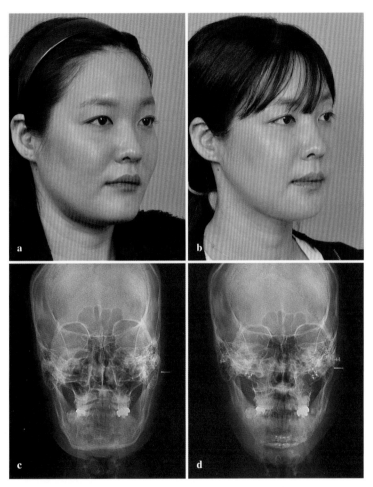

图 13.4　患者 33 岁女性，既往有传统下颌角缩小手术史。从术前斜位照片看，下颌缘中部有第二下颌角。小 V-line 手术后第二下颌角明显改善

下颌缘轮廓不对称

对于本身存在下颌缘轮廓不对称的患者，两侧截骨的量应有所差别。但如果术前未注意到这种不对称，则术后结果也会不对称。或即使下颌骨原本对称，但如果截骨出现了差别，则术后的效果也会不对称和不满意。术前全面分析和术中准确操作对防止术后不对称很重要，并且使用不同尺寸的"防护"摆动锯有助于精确完成手术[1]。如果患者抱怨下颌骨轮廓整形术后出现明显不对称，则应再次行骨轮廓修整术，或同时行颏成形术。

图 13.5 显示 26 岁的女性患者，有下颌骨 V-line 手术史，由于颏部过长并且不对称而前来就诊。第一次手术后 6 个月，随同颏垂直高度缩短，做了 V-line 修整术，不对称的外观显著改善。

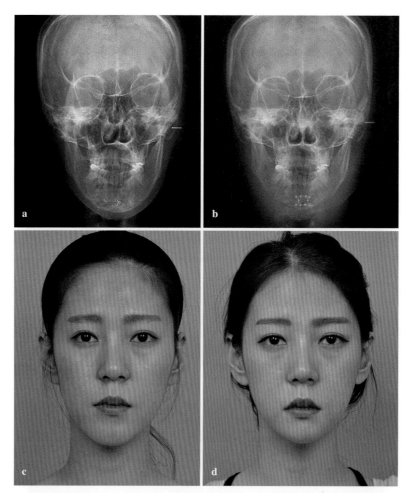

图 13.5　患者 26 岁女性，有下颌骨 V-line 手术史，抱怨其颏长且不对称。V-line 手术修整后，颏垂直缩短，不对称明显改善

下颌骨下缘外形不规则和凸凹不平

在常规的下颌角缩小手术中，切骨操作应精确并均匀一致。在做 V-line 手术时，应将颏下颌交界处的骨性台阶修平。下颌骨轮廓整形手术如果不能保证做到上述要点，下颌骨下缘外形就会不规则和凹凸不平。这种不规则的骨骼轮廓可能向外凸显，并成为患者抱怨的原因之一。这就需要进行附加骨骼轮廓修整手术加以矫正，手术医师此时应格外小心下齿槽神经的走行[1,4]。

图 13.6 和图 13.7 显示了一位 35 岁女性，曾经历同期双颌手术和下颌骨 V-line 手术。抱怨下颌缘轮廓不规则，凹凸不平。第一次术后 1 年行下颌骨金属固定物取出和下颌骨轮廓修整术。术后全景片和医学照片显示，下面部轮廓平滑。

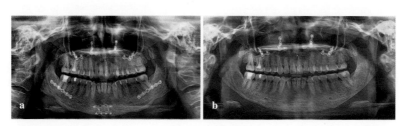

图 13.6　患者 35 岁女性，术前和术后全景片。前次双颌手术和 V-line 手术造成下颌缘不规则、凹凸不平，经再次下颌骨轮廓修整术修平

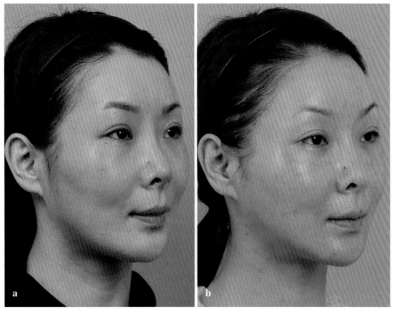

图 13.7 术前斜位照片显示，前次下颌骨手术造成轮廓不规则。二次下颌骨轮廓修整术后，凹凸不平的下颌轮廓变得平滑、自然

参考文献

[1] Lee TS. Standardization of surgical techniques used in facial bone contouring. J Plast Reconstr Aesthet Surg. 2015;68:1694–700.

[2] Lee SW, Ahn SH. Angloplasty revision: importance of genioplasty for narrowing of the lower face. Plast Reconstr Surg. 2013;132:435–42.

[3] Lee TS, Kim HY, Kim TH, Lee JH, Park S. Contouring of the lower face by a novel method of narrowing and lengthening genioplasty. Plast Reconstr Surg. 2014;133:274e–82e. (discussion 283e).

[4] Lee TS, Kim HY, Kim T, Lee JH, Park S. Importance of the chin in achieving a feminine lower face: narrowing the chin by the "mini V-line" surgery. J Craniofac Surg. 2014;25:2180–3.

[5] Park S, Noh JH. Importance of the chin in lower facial contour: narrowing genioplasty to achieve a feminine and slim lower face. Plast Reconstr Surg. 2008;122: 261–8.

[6] Chen T, Khadka A, Hsu Y, et al. How to achieve a balanced and delicate lower third of the face in Orientals by mandibular contouring. J Plast Reconstr Aesthet Surg. 2013;66:47–56.

[7] Choi BK, Goh RC, Moaveni Z, Lo LJ. Patient satisfaction after zygoma and mandible reduction surgery: an outcome assessment. J Plast Reconstr Aesthet Surg. 2010;63:1260–4.

[8] Kang M. Incidence of complications associated with mandibuloplasty: a review of 588 cases over 5 years. Plast Reconstr Surg Glob Open. 2014;2:e139.

下颌骨缩小术中的软组织处理

第 14 章

Jongwoo Lim

要点

(1) 软组织处理很重要，因为下颌骨轮廓缩小术后会有多余的软组织松垂，从而消减了下颌骨轮廓整形的效果。

(2) 我们采用了多种提升方法来处理软组织松垂，包括激光辅助吸脂术、可吸收倒刺线提升术、不可吸收弹性线提升术和面部提升术等。

(3) 临床上，要仔细评估患者软组织状况，选择最合适的提升方法。

(4) 激光辅助吸脂不仅可以通过面颈部的有效抽脂来改善轮廓，而且还可以通过减少软组织的重量来促进更有效的埋线提升。但需警惕激光会对重要的解剖结构如神经、血管和唾液腺造成热损伤，并且过度抽吸会造成表面的不平整。

(5) 倒刺线提升术是一种微创的提升方式，其有效性和局限性都是众所周知的。由于操作简便和材料可吸收的优点，很多患者愿意接受。但维持时间短和效果不甚明显是该手术的主要局限性。

(6) 相比倒刺线提升术，弹性提升术更好些，优点是持续时间长、弹性好、表面不易摸到和容易去除；但也有其局限性，有些患者不愿接受不可吸收材料植入，医师需要花费较长时间来掌握该技术。

引 言

面部骨骼轮廓整形手术可以把面部骨骼修整成秀气的 V 形，但是，由于骨性支撑和容积的减少[1]，经常发生颊部下垂和双下巴等软组织问题[1-3]。因此，常常需要在骨切除术后矫正软组织下垂。

面部轮廓整形术患者通常年轻，对瘢痕较敏感，皮肤张力相对较好，皮下脂肪组织丰富。所以他们更喜欢微创手术，而非创伤大的手术（如传统的面部除皱术）。倒刺线提升术作为一种微创手术用于面部年轻化和矫正软组织下垂[4-11]，由于存在早期复发，其长期效果受到质疑[12-14]。激光辅助吸脂是面部轮廓整形和面部年轻化的

有效方法[15-20]，然而，单一的激光辅助吸脂术并不是软组织下垂的最佳解决方案，因为其对软组织下垂的提升作用太弱。近来，一种不可吸收线提升手术因其良好的效果和维持时间久而受到欢迎，这种方法使用弹性线（Elasticum®，Korpo SRL，Genova，Italy），所以被称为"弹性提升术"。

我们已经尝试了许多种面部提升手术，用于解决面部骨骼缩小术后软组织下垂的问题，每一种方法都有其优缺点。通过分析先前我们治疗的病历最终得出结论，通过激光辅助吸脂联合倒刺线提升术或弹性提升术可以取得最佳的效果。用 1 444 nm Nd：YAG 激光辅助吸除下垂软组织区域内的脂肪组织，由胶原再生而促进继发性提升作用，接着用 0 号齿状 PDO 线或

弹力线进行软组织微创上提术。

患者评估与咨询

术前评估患者应在坐立位进行，因为躺下后患者软组织分布会发生改变。在患者面部标记去除脂肪区、软组织下垂区和提升设计线（图14.1）。

脂肪去除区主要在颊部和颏下区。下颌骨缩小和颧骨降低术后，面颊部的脂肪过多使木偶纹（嘴角纹）和鼻唇沟加深，颏下区的脂肪过多出现双下巴，在颏成形术后可能进一步加重，特别是在垂直缩短和（或）缩窄术后。

软组织下垂区主要为颊部和颌下区。面部骨骼轮廓整形术后，术前已有的下垂会更加明显，并且会出现新的下垂，这是因为面部骨骼减少和术中广泛的软组织剥离引起。

下颌骨缩小术后软组织下垂的高危因素主要有如下几点：首先，面颊部肥厚的软组织由于重力下垂。其次，皮肤弹性差，尤其是老年患者导致下垂。因此，下颌骨缩小术应做提升手术的适应证包括：面颊部软组织过多、皮肤弹性差、年长患者（＞40岁）、长脸型，或Ⅱ类咬合脸型。

如存在上述高危因素，手术医师应考虑在下颌骨缩小术的同时行提升手术。是同时还是间隔些时日再做提升术，取决于下垂的可能性、患者的年龄、意愿和经济状况等。如果在面骨轮廓整形手术的同时行提升手术，应注意避免进入骨骼手术层，这会增加皮下感染的风险。

手术技术

激光辅助吸脂

手术采用异丙酚镇静加局麻。用18 G针头

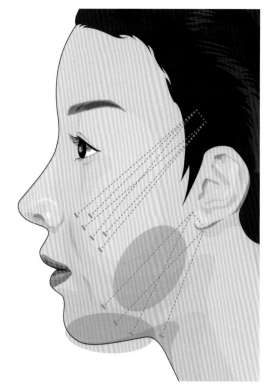

图 14.1　激光辅助吸脂和倒刺线提升术图解。下颊部和颏下区阴影区显示主要的吸脂区。虚线表示倒刺线的插入路径。注意，提升鼻唇沟和下颊部的锚定点分别为颞深筋膜和 Lore 筋膜

在颏区皮肤戳 2 个小孔，以备吸脂针插入。将含 0.5% 利多卡因和肾上腺素组成的肿胀液用 18 G 针管注入拟去除脂肪区。通常将 5~10 ml 肿胀液注入面颊部和颏部，并插入激光光纤。用 1 444 nm Nd：YAG 激光器（AcculSculpt；Lutronic，Goyang，Korea）进行多层次脂肪分解，如真皮下、皮下浅层和皮下深层。通常，一侧颊部的照射剂量为 500~800 J，颏区剂量为 500~1 000 J。激光处理后，采用冷湿纱布外敷，防止热损伤。然后用 16 G 吸脂针管吸脂。因为脂肪组织已被激光溶解，16 G 针管就可以吸出。脂肪厚度适当减少后停止抽吸。吸脂量通常与肿胀液容积相同或翻倍，为 10~20 ml。吸脂完成后，用 6-0 尼龙线缝合针孔。术后 7 天拆线。

倒刺线提升术

用 0-0 聚二氧六环酮双向倒刺线进行提升。

倒刺线用 OWL 固定在颞深筋膜和腮腺咬肌筋膜，然后将倒刺线的末端用直的套管插入要提升的区域，如鼻翼旁和颊区（图 14.1）。倒刺线走行在皮下深层，紧贴着浅表肌肉腱膜系统（SMAS）的表面，这正是我们要向上拉起的组织。通常每侧颊部用 6~10 根线，固定到颞深筋膜，其中 4~6 根线用来改善面颊下垂和鼻唇沟，2~4 根线用来改善下颌下垂。拉紧软组织后剪除外露的线，防止术后线头外露。然后让患者坐起来，展平皮肤，防止表面凹凸不平，细小的凹坑在仰卧位时不容易看到，所以在坐立位检查很重要。手术完成后，用弹性绷带包扎颈部和脸颊，维持提升的效果并防止肿胀。术后 3 天拆除绷带，7 天拆线。

弹性提升术

在我们所做的弹性提升术中，最重要的是线的出口点和折返点。首先，画出颊部软组织隆起的周围边界，其次，标记最大隆起点，再次，标记最大隆起远端的出口点。牢记皮下穿针的深度和牵拉方向。

单独行弹性提升术在清醒镇静状态下进行，同时做面部骨骼轮廓手术则采用全身麻醉。两侧头皮切口处用 2% 利多卡因和 1 : 100 000 肾上腺素溶液浸润麻醉，在颞部耳轮最高点的水平用 15 号刀片做两个垂直穿刺切口，然后用蚊钳分离深至颞深筋膜，用 Owl 将弹性线固定在颞深筋膜。弹性线的游离端用蚊钳夹住，防止拽进组织里。然后，将 Jano 针® 从游离端对侧的切口穿入，穿过皮下组织深层，自目标点穿出。注意不要把针完全拔出来，针上有 5 个刻度标记，每刻度间隔 5 mm。这样，医师可以调整从出针部位到实际提升组织的距离。出针至看到针上最后一或两个刻度标记为止，自出针点尽可能多地拉出弹力线，然后掉转针头，朝向弹力线游离端所在的切口，后尖变为前尖，穿过皮下深层，自线的游离端切口完全拔出。此时，

用适当的力量拉紧弹力线，评估提升的层次是否合适，提升有没有引起细小的凹坑、大范围凹陷或软组织隆起。绷紧弹力线打结，并埋入深层，以免线头暴露。对侧用同法处理。两个穿刺切口用 4-0 尼龙线缝合（图 14.2）。

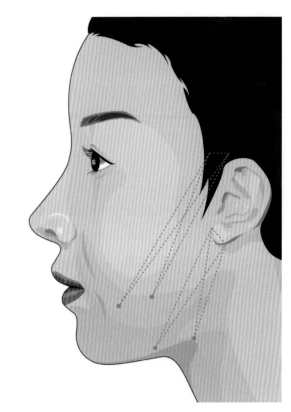

图 14.2　弹性提升术图解

技术要点

（1）激光辅助吸脂术应注意勿损伤面神经下颌缘支、面动静脉和唾液腺等正常解剖结构。为避免这些损伤，手术医师必须熟悉解剖结构，不要在这些重要结构周围用太多能量。而且，吸脂过多会导致过度肿胀、出血，偶尔还会发生炎症。因此，控制适当的吸脂量非常重要，如果吸脂量过多，则会出现局部凹陷或表面不平整现象。

（2）倒刺线提升术要求插入层次适当。如果倒刺线插入太浅，就可能在皮肤表面摸到，

并可能产生凹坑，特别是皮肤薄的患者。如果与面骨轮廓整形同时进行，应注意提升线不要插入太深以致进入骨骼手术分离的层次，会引起感染。

（3）弹性提升术需要仔细选择提升的目标点。插入层次是至关重要的，决定提升的效果并避免并发症的发生，如细小的凹坑、大范围凹陷和软组织隆起等。由于Jano针两头均有针尖，手术医师应轻柔进针，防止出血和瘀青。最后，控制拉升力和打结是提升术成功最重要的因素。

案例研究

案例1

34岁女性，想做V-line手术使面部变小。但患者存在下颌骨切除术后软组织下垂的危险因素，如面颊部软组织过多、皮肤松弛等。因此，与V-line手术同时进行激光辅助吸脂术和倒刺线提升术。吸脂量为每侧面颊12 ml，颏下区10 ml，共34 ml。然后进行倒刺线提升，每侧4根线。2个月后，患者对V-line脸形满意（图14.3）。

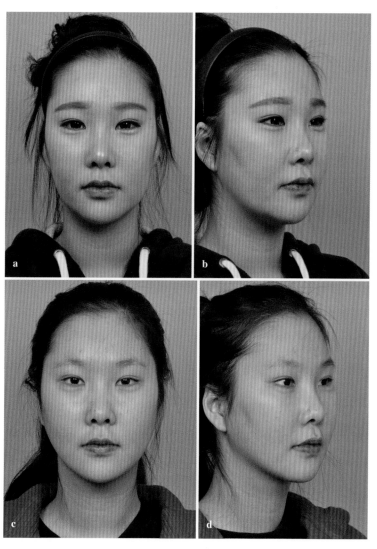

图14.3 患者34岁，18个月前有下颌骨缩小手术史。a、b. 术前；c、d. 术后1个月

案例2

38岁女性，有传统下颌角减小手术史，抱怨下颌赘肉和鼻唇沟加深。采用弹性提升术改善下颌赘肉和深鼻唇沟。2个月后，患者对年轻的外观满意（图14.4）。

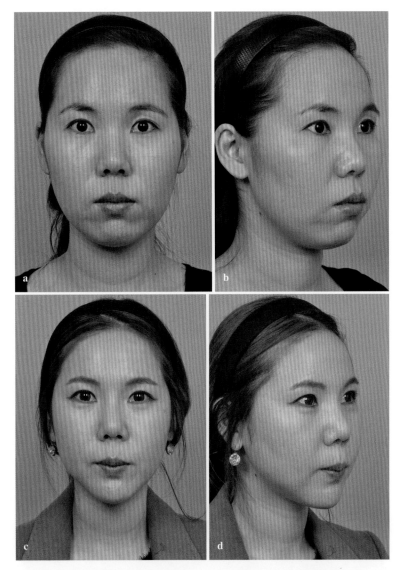

图14.4　患者38岁，曾行下颌骨缩小术，主诉下颌骨区软组织下垂和鼻唇沟加深。a、b.弹性提升术前；c、b.弹性提升术后1个月

并发症与处理

皮肤凹陷

倒刺线和弹性线均可引起细小的凹坑或较大范围凹陷。倒刺线穿过的层次太浅，或线的出口离倒刺线的末端太近会引起细小的凹坑。为预防这种情况发生，线的穿过层次应适当，倒刺线末端距出口点保持足够的距离。如果已经发生凹坑，大多数情况下轻轻按摩就能解决问题，有时只有去除倒刺线才是最后唯一的办法。弹性线由于表面没有倒刺而很少产生细小的凹坑。但拉力太大会在提升目标部位产生细小的凹坑或较大范

围的凹陷，可以通过控制拉力和坐位检查效果来避免这种并发症的发生。弹性提升术如果出现细小的凹坑或较大范围凹陷，按摩效果甚微。因此，去除弹性线是解决问题的唯一办法。

神经失用症

虽然神经失用症或神经麻痹发生极为罕见，但其后果很严重。激光辅助吸脂皮下层射入大量能量，因而面神经的下颌缘支可能受到热损伤，面神经损伤的患者可能会抱怨嘴唇歪斜，嘴角偏向健侧。倒刺线提升术和弹性提升术可能引起面神经颞支麻痹，因为套管或针穿过耳和眉之间的危险区域。当在颞深筋膜周围使用OWL，线可能环绕面神经的一些分支，导致面肌表情功能暂时性减弱。

静滴或口服类固醇的保守治疗完全可以治愈短暂性神经失用症。如果出现严重的不对称，肉毒素健侧注射会有帮助。随访6个月无永久性瘫痪。

感染

如果同时做面骨轮廓整形术，口内手术腔隙可能与皮下层连通，有发生感染的可能。手术医师在进行激光辅助吸脂术、倒刺线提升术和弹性提升术时，应注意在适当的皮下层次操作，不要进入已剥离的骨膜下层，这样可以预防感染。若发生感染，患者的症状是疼痛、发热，体征包括发红、过度肿胀和由于积液引起的波动感。感染非常难处理，因为涉及范围较大。对轻度感染采用静脉注射抗生素和保守治疗就可以治好，但情况严重时需要手术治疗，包括清创术和冲洗引流。

讨　论

面部软组织肥厚的患者单做面部骨骼轮廓手术通常收效不大，这是因为肥厚的脂肪组织和咬肌掩盖了面部骨骼轮廓整形手术的效果。单纯的骨骼轮廓手术不能有效地把肥胖患者的面部变成瘦小的椭圆形，不仅如此，面骨轮廓手术还会产生软组织问题。颧骨降低术的主要问题之一是颊部软组织下垂[1-3]。当支撑表面软组织的支持结构体积减小时，表面覆盖的软组织就会由于重力而下垂；失去骨与皮肤间的连接韧带也可导致面部骨骼手术后软组织下垂，特别是有高危因素的患者，建议尽可能减小分离范围。面颊部软组织下垂还会使鼻唇沟加深。下颌角缩小和正颌手术也可导致软组织下垂，例如沿下颌骨边缘的面颊下垂和双下巴。

我们应用不同的提升手术来解决这些软组织问题，即结合激光辅助吸脂的倒刺线提升或弹性提升技术。

传统的吸脂对面部效果微弱，因为面部脂肪的量远小于腹部或大腿等其他部位，并且，脂肪层非常薄和致密。激光辅助抽吸面部脂肪是有效的，因为在激光熔化后，即使少量的脂肪也能很容易地吸出，从而减少了表面轮廓凹凸不平的风险，这种风险主要由于针管反复抽吸和抽吸不均匀引起。

激光辅助溶脂由Apfelberg在20世纪90年代首次报道[15]，与传统吸脂术相比，具有出血少、疼痛轻、恢复时间短和组织损伤轻等优点。此外，激光溶脂通过加热真皮、皮下组织和去除脂肪组织而具有收紧皮肤的作用[16]。加热真皮深层诱导炎症反应，诱导新的胶原蛋白和弹性蛋白纤维产生，从而使皮肤收紧[16, 17]。1 064 nm Nd：YAG激光是用于溶脂的主要波长，许多研究已经证明了其有效性[18-20]。然而，1 444 nm Nd：YAG激光的脂肪吸收率比1 064 nm波长的Nd：YAG激光高10倍以上[21, 22]，它对脂肪的高亲和力较大地限制了热量，并减少对周围组织的损伤。1 444 nm Nd：YAG激光是一种更有效和安全的溶脂激光[21-24]，单独使用或与面部骨骼轮廓手术结合，可以改善面部轮廓[25, 26]。

我们采用倒刺线提升术联合激光辅助吸脂的方法治疗患者。倒刺线提升术弥补了激光辅助面部年轻化技术提升效果微弱的不足，激光溶脂则通过去除脂肪组织、胶原再生使皮肤紧致而减轻了肥胖面部的软组织负担；这种负担使单独用线提升很难奏效。我们称此方法为 V3 提升，V3 意思是三层组织（皮肤、脂肪和肌肉）都得到提升以形成 V 形脸。激光辅助脂肪抽吸的主要目的是减少面下部脂肪组织的体积。另外，由于激光刺激胶原纤维再生和重新排列，而达到皮肤紧致的效果。这样一来，已经减轻的软组织就可以用倒刺线轻松上提了。因此，减少脂肪就是减少了提升的重量，相比不吸脂，提升将更容易且更有效。此外，在骨骼手术后，肌肉向下牵拉软组织的作用减弱，使提升效果更好。

倒刺线提升术是一种有效的微创手术，用于面部老化和软组织下垂[4-8]，与标准除皱术相比，具有瘢痕小、恢复快、并发症少和成本低的优势，对于改善面部老化及软组织下垂效果良好[9-11]。然而，有些研究对倒刺线提升术持有异议，因为它只维持短期的改善，而这种改善可能主要是术后水肿和炎症造成的效果[12-14]。这些研究还报道了倒刺线提升术的并发症，如疼痛、细小凹坑、线迹显露、异物反应和再次修整手术比例高。尽管如此，倒刺线提升术对面部年轻化和软组织下垂仍是一种有吸引力的方法。由于手术技术和线材料的改进，与面部上提术相比，倒刺线提升术已经克服了各种并发症，达到很好的效果。特别是，对于因面部骨骼轮廓整形引起面颊软组织下垂和下颌赘肉的年轻患者来说，传统的面部上提术毕竟损伤太大，并且，传统的面部上提术还有不可避免的问题，如耳前瘢痕。

1999 年国际上首次报道倒刺缝线（Aptos 线），用于提升面部老化松弛的软组织[5, 6]，2-0

聚丙烯线具有双向倒刺，线的末端锚定于真皮内。2005 年，Lee 和 Isse 改进了 Sulamanidze's Aptos 线[7]，Isse Endo 递进式面部上提线（Isse Endo Progressive Face Lift suture）改进后，能够锚定于颞筋膜，提供更多的承载潜力。2005 年，倒刺线获得美国 FDA 批准，用于提升面颈部皮肤下垂，并作为轮廓塑形线销售[8, 9]。然后，Angiotech Pharmaceuticals 有限公司于 2007 年 1 月推出了 Quill SRS（Quill Suture Retained Suspension）线，它是双向倒钩线，品种有不可吸收的聚丙烯线（polypropylene）和可吸收的单股真皮（monoderm）及聚二恶酮（polydioxanone）线[27, 28]。

我们使用了 0-0 双向倒刺可吸收 PDO 缝线（Quill SRS 线），将线锚定于患者的颞筋膜和腮腺咬肌筋膜（Lore 筋膜），用搭钩的方式将倒刺缝线锚定于筋膜上，能够承受较大的力量来提升软组织。颞筋膜和 Lore 筋膜是最适合锚定和承受线提升的筋膜。

弹性提升比倒刺提升有四个优点。首先，弹性提升比可吸收倒刺线具有时间更长的提升效果。弹性线不可吸收，其表面不是倒刺而是编织的。Huggins 等报告，不断进入编织缝隙的结缔组织具有韧带的特征[29]。第二，弹性线具有弹性，在静止或动态时能提供更自然的提升效果。确保在打结时弹性线不要拉太紧。术后即刻外观比硬性倒刺线提升更自然。第三，弹性线不易触摸到，因为其柔韧性与软组织相同且没有倒刺。第四，当需要去除弹性线时，由于这种不可吸收线的主要成分是硅，不易与周围结缔组织粘连，因此可以很容易地去除。

但弹性提升术也有一定的局限性。首先，许多患者对脸上植入不可吸收材料心怀恐惧。第二，手术医师需要时间来学习插入层次和掌握牵拉力度的控制等。第三，与倒刺线提升相比，其长期效果和并发症的数据较少。

参考文献

[1] Jin H. Reduction malarplasty. J Korean Soc Aesthetic Plast Surg. 2010;16:1–8.

[2] Baek RM, Kim J, Kim BK. Three-dimensional assessment of zygomatic malunion using computed tomography in patients with cheek ptosis caused by reduction malarplasty. J Plast Reconstr Aesthet Surg. 2012;65(4):448–55.

[3] Jin H. Reduction malarplasty using an L-shaped osteotomy through intraoral and sideburns incisions. Aesthet Plast Surg. 2011;35(2):242–4.

[4] Villa MT, White LE, Alam M, Yoo SS, Walton RL. Barbed sutures: a review of the literature. Plast Reconstr Surg. 2008;121(3):102e–8e.

[5] Sulamanidze MA, Fournier PF, Paikidze TG, Sulamanidze GM. Removal of facial soft tissue ptosis with special threads. Dermatol Surg. 2002;28(5):367–71.

[6] Sulamanidze MA, Paikidze TG, Sulamanidze GM, Neigel JM. Facial lifting with "APTOS" threads: featherlift. Otolaryngol Clin N Am. 2005;38(5):1109–17.

[7] Lee S, Isse N. Barbed polypropylene sutures for midface elevation: early results. Arch Facial Plast Surg. 2005;7(1):55–61.

[8] Horne DF, Kaminer MS. Reduction of face and neck laxity with anchored, barbed polypropylene sutures (contour threads). Skin Ther Lett. 2006;11(1):5–7.

[9] Kaminer MS, Bogart M, Choi C, Wee SA. Long-term efficacy of anchored barbed sutures in the face and neck. Dermatol Surg. 2008;34(8):1041–7.

[10] Sulamanidze M, Sulamanidze G. APTOS suture lifting methods: 10 years of experience. Clin Plast Surg. 2009;36(2):281–306.

[11] Bisaccia E, Kadry R, Rogachefsky A, Saap L, Scarborough DA. Midface lift using a minimally invasive technique and a novel absorbable suture. Dermatol Surg. 2009;35(7):1073–8.

[12] Garvey PB, Ricciardelli EJ, Gampper T. Outcomes in thread lift for facial rejuvenation. Ann Plast Surg. 2009;62(5):482–5.

[13] Abraham RF, DeFatta RJ, Williams EF III. Thread-lift for facial rejuvenation: assessment of long-term results. Arch Facial Plast Surg. 2009;11(3):178–83.

[14] Rachel JD, Lack EB, Larson B. Incidence of complications and early recurrence in 29 patients after facial rejuvenation with barbed suture lifting. Dermatol Surg. 2010;36(3):348–54.

[15] Apfelberg DB, Rosenthal S, Hunstad JP, Achauer B, Fodor PB. Progress report on multicenter study of laser-assisted liposuction. Aesthet Plast Surg. 1994;18(3):259–64.

[16] Goldman A, Wollina U, de Mundstock EC. Evaluation of tissue tightening by the subdermal Nd: YAG laser-assisted liposuction versus liposuction alone. J Cutan Aesthet Surg. 2011;4(2):122–8.

[17] Kim JH, Min KH, Heo CY, Baek RM, Park HJ, Youn SW, Kim EH. Histological evaluation of dermal tissue remodeling with the 1444-nm neodymium:yttrium-aluminum-garnet laser in in vivo model. J Dermatol. 2013;40(9):706–10.

[18] Woodhall KE, Saluja R, Khoury J, Goldman MP. A comparison of three separate clinical studies evaluating the safety and efficacy of laser-assisted lipolysis using 1, 064, 1, 320 nm, and a combined 1, 064/1, 320 nm multiplex device. Lasers Surg Med. 2009;41(10):774–8.

[19] Badin AZ, Moraes LM, Gondek L, Chiaratti MG, Canta L. Laser lipolysis: flaccidity under control. Aesthet Plast Surg. 2002;26(5):335–9.

[20] Fakhouri TM, El Tal AK, Abrou AE, Mehregan DA, Barone F. Laser-assisted lipolysis: a review. Dermatol Surg. 2012;38(2):155–69.

[21] Tark KC, Jung JE, Song SY. Superior lipolytic effect of the 1, 444 nm Nd:YAG laser: comparison with the 1, 064 nm Nd:YAG laser. Lasers Surg Med. 2009;41(10):721–7.

[22] Youn JI, Holcomb JD. Ablation efficiency and relative thermal confinement measurements using wavelengths 1, 064, 1, 320, and 1, 444 nm for laser-assisted lipolysis. Lasers Med Sci. 2013;28(2):519–27.

[23] Sasaki GH. Early clinical experience with the 1440-nm wavelength internal pulsed laser in facial rejuvenation: two-year follow-up. Clin Plast Surg. 2012;39(4):409–17.

[24] Jung YC. Preliminary experience in facial and body contouring with 1444 nm micropulsed Nd:YAG laser-assisted lipolysis: a review of 24 cases. Laser Ther. 2011;20(1):39–46.

[25] Holcomb JD, Turk J, Baek SJ, Rousso DE. Laser-assisted facial contouring using a thermally confined 1444-nm Nd-YAG laser: a new paradigm for facial sculpting and rejuvenation. Facial Plast Surg. 2011;27(4):315–30.

[26] Sasaki GH, Tevez A. Laser-assisted liposuction for facial and body contouring and tissue tightening: a 2-year experience with 75 consecutive patients. Semin Cutan Med Surg. 2009;28(4):226–35.

[27] Paul MD. Barbed sutures for aesthetic facial plastic surgery: indications and techniques. Clin Plast Surg. 2008;35(3):451–61.

[28] Mulholland RS, Paul MD. Lifting and wound closure with barbed sutures. Clin Plast Surg. 2011;38(3):521–35.

[29] Huggins RJ, Freeman ME, Kerr JB, et al. Histologic and ultrastructural evaluation of sutures used for surgical fixation of the SMAS. Aesthet Plast Surg. 2007;31:719–24.

第 3 篇

面中部

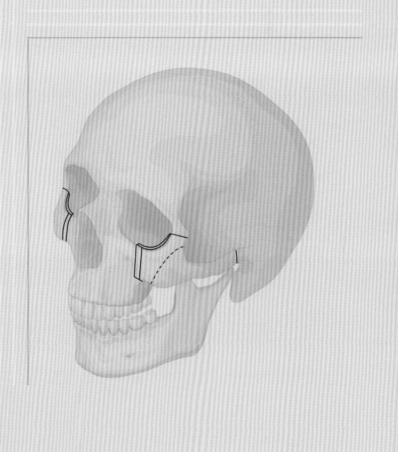

面中部美学分析：诊断和手术计划

第 *15* 章

Seungil Chung and Sanghoon Park

要点

(1) 依据西方的美学标准，突出的高颧骨是具有吸引力和年轻的标志；然而，在亚洲认为是缺乏吸引力，给人一种强悍好斗的印象。颧骨降低术的对象通常是亚洲人，想要面中部轮廓变得更窄和更平滑。

(2) 颧骨突出的成功矫正首先需要对各种形态的颧骨进行鉴别和分类，然后根据颧骨突出程度和不同形态的亚型，采用相应的手术技术。

(3) 依据几个亚组的形态显著特征，突出的颧骨可分为六种类型和五种相对应的手术技术，包括 I、L、高位 L 截骨、高位 L 截骨联合眶外缘磨削，以及三足截骨术。

(4) 除了经口和耳前入路进行 L 形截骨的标准技术之外，改进方法如高位 L 形截骨和经眼周入路的眶外下缘磨削，能够消除患者对残留眶缘突出的不满意。

(5) 应该全面评估两颧骨间宽度、体积、颧骨体位置等关键因素。要精心设计颧骨最突点的新位置，因为颧骨体和颧弓通常是向内、向后，有时向上移动。

(6) 应评估被覆软组织的厚度，包括皮肤、皮下脂肪、肌肉和颊脂肪。皮肤薄、面颊脂肪少的患者，手术效果明显，术后软组织下垂少；反之，如果患者皮肤肥厚、脂肪丰富，则效果不明显，面颊下垂的可能性大，应告知患者面颊下垂的可能性和适当的辅助措施。

(7) 公认的皮肤和软组织下垂的高危因素如下：①年龄超过 40 岁。②面颊脂肪肥厚。③皮肤薄而松弛。④II 类咬合患者，或颌颈界线不清。⑤鼻唇沟深或下颌赘肉。

(8) 颧骨降低术可单独施行，或联合下颌骨缩小术、颏成形术或前额增宽术同期进行。

引 言

在过去的 30 年中，已经报道了多种类型的颧骨降低术，根据手术入路的创伤大小，主要方法可排列为：经口内或 Gillies 入路，附加或不附加耳前入路的微创颧弓缩小术；经口内和耳前入路的标准术式；损伤最大的冠状切口入路颧骨降低术[1-5]。在这些方法中，当前的趋势主张采用经口内和耳前入路进行 L 形截骨和截骨后的颧骨复合体重建（以下称为"标准颧骨降低术"），能更有效地矫正颧骨突出[6-9]。

总的来说，标准颧骨降低术是非常有效的，并且总体结果相当令人满意。然而，即使并不存在手术技术问题，仍可能有少数患者不满意，并要求通过更复杂的手术进一步改善。这是因为没有考虑到颧骨突出的程度和部位的个体差异，手术方法选用不当造成的（图 15.1）。

由于所有患者的颧骨突度和形态都不一样，因此，为了满足患者的要求，需要根据颧骨突出的亚型，采用不同的方法。本章就颧骨突出的亚型及其相应的手术方法进行详细叙述。

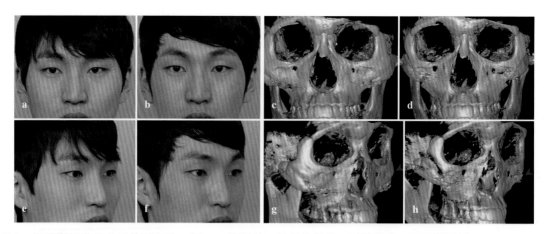

图 15.1　标准颧骨降低术后效果不佳一例。27 岁男性，曾行传统的 L 形截骨术，显示颧骨矫正不足。a、c、e、g. 术前；b、d、f、h. 术后 3 个月

患者咨询与评估

　　术前评估应包括之前的颧骨轮廓整形手术史，还有自体脂肪移植、填充物注射或假体如硅胶或 Medpor® 植入史。尤其是有脂肪或填充物注射史的患者更容易出现面颊下垂。此外，应特别注意炎性疾病如鼻窦炎或牙周病等，因为手术会加剧这些疾病，应在手术前治疗好。手术前应检查眼球突出程度，因为其影响到下外侧眶缘突出的去骨量，特别是对于眼球内陷的患者，可能会矫正不足，应注意眼眶外侧缘去骨要足够充分。

术前分析

　　由于颧骨区复杂的三维曲度缺少明确的人体测量或头影测量标志，在某种程度上妨碍了其评估[10]。颧点（图 15.4，Zy 点）界定了最大颧骨间距（ZyGon–ZyGon），却与颧骨最突区（MMP 区）不相对应。颧骨轮廓修整术不仅涉及颧骨区，还包括眶周区。如果我们能意识到这些关系，就可以避免犯错误。从三个基本的体位进行评估：正位、3/4 斜位和仰位。直接体格检查是评估患者问题所在并制订手术计划的关键步骤。临床照片与放射学检查同样都是必要的，包括正位、侧位、颏顶位和瓦氏位。CT 扫描与三维成像对评估颧骨复合体的形状也是必不可少的。

正面评估

　　正面评估可以简化为肉眼观察面部前后两个平面，前平面由颞上线、眶外侧缘、颧突、面中部及颏部界定（图 15.2，蓝线），后平面由头部轮廓线圈成（图 15.2，红线）。这两个平面的各种形态组合，定义出多种面部形态。在颧骨向外突出的情况下，连接颞部 – 颧骨 – 颊部 – 下颌角的轮廓线的弯曲度就会很大（图 15.2）。颧骨体的体积和位置以及两颧骨间宽度是需要考虑的关键变量。颧骨体的体积决定了手术过程中的骨切除量；颧骨体体积大，则颧骨体切除宽度较大。然而，过度切骨会形成平坦或塌陷外观。因此，必须保持颧骨体在前后和水平方向上的足够体积。颧骨体的位置要从两个方面测量，即其最外侧缘和最突部位。颧骨体的外侧缘要与颞部和颊部作为整体来观察。为了缩小面中部前部的宽度，应磨削颧骨的外侧缘或将其向内移动。如果颧骨外缘的位置宽，应加大缩窄和内移的量，并结合截骨术。

　　最大颧突点（maximal malar projection，

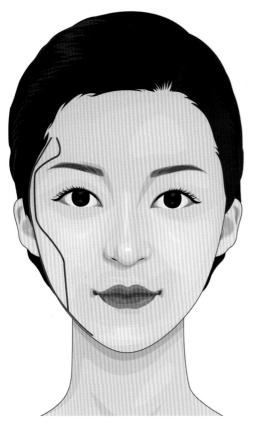

图 15.2 前、后面部轮廓线。前面部轮廓线连接颞部、颧骨体、颊部和下颌骨体（蓝线），而后面部轮廓线连接颞部、颧弓、下颌角和颏（红线）。如果前面部轮廓线过于卷曲，患者会给人以"强悍""富攻击性""衰老""劳累"和"男性化"的印象。后面部轮廓线反映面部宽度和面部大小

MMP）是颧骨复合体表面轮廓在 3/4 仰面位最突出的部位。如果是采用磨削的方法缩小颧骨体部，或是截骨线位于 MMP 的外侧，最大颧突点并没有改变，而颧骨体的外侧缘变窄，就会产生不自然的、盒子形的颧骨。如前所述，颧骨降低术的目的不是切除突出骨，因此恰当的突度和最大颧突点的位置才是术后结果的关键。手术医师要标记好最大颧突点，并决定把这一点在三维方向上移动到什么位置。向内侧移位和截骨的量与面前部宽度减小量密切相关。不同种族 MMP 的理想位置会有所不同。然而，下面列出了确定 MMP 理想位置的两种简单方法（图 15.3）。

Hinderer 分析法

MMP 由两条线的交点确定，第一条线连接

外眦和口角，第二条线连接鼻翼根和耳屏，新的位置在交叉线的外上象限 [11]。

Wilkinson 分析法

从外眦垂直向下到下颌下缘画线，MMP 位于从外眦到下颌角距离的上 1/3 处 [12]。

3/4 斜位评估

颧突在与矢状面约成 34° 的斜位观看得最清楚。因此，可以识别 45° 角时颧骨形态的几个亚单位，包括颧骨体和弓的凸度（突起的程度和位置）、眶缘与颧突之间的一条无名的半水平方向的沟（以下称为"眶颧沟"）和眶外下缘突起，以及 MMP（最大颧突点）的位置。

颏顶位评估（仰面观）

一般来说，亚洲面孔具有短面特征，眶下区较平坦。当从下方观察时，平坦的眶下区与外凸的颧弓形成 90° 角，看上去像方形的盒子（图 15.4）。这种情况，面部显得扁平，也显得更宽。因此，需要改变颧骨体的形状和位置，把面中部塑造成饱满的形状，看起来更立体和年轻。这种角度有助于评估对称性，也有利于观察颧弓形态。

手术计划

基本概念与对策

当评估好颧骨体的各种手术变量，测量好颧骨间宽度，就可以确定颧弓需要内推的量了，这是减少面后部宽度的关键。颧弓根部位于截骨线之后，是不能内推的，应仔细磨削，防止出现可见的台阶。如果颧弓内推过多，而颧骨体没有改变，就会造成平而方的脸形。为了避免这种结果发生，塑造出完美的面中部轮廓，颧骨体和颧弓的缩减应做到协调和均衡。

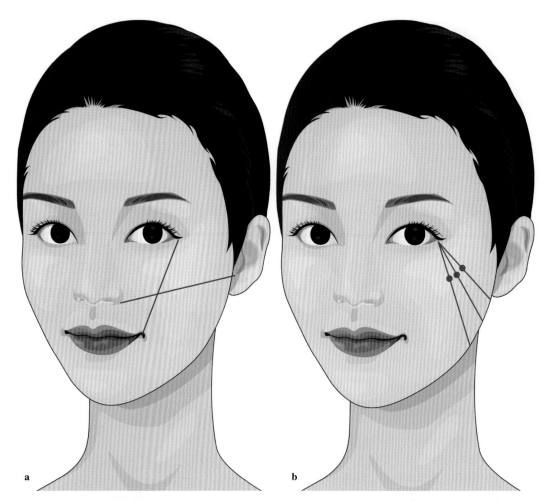

图 15.3　确定最大颧突点（MMP）的理想位置。a. Hinderer 分析法；b. Wilkinson 分析法

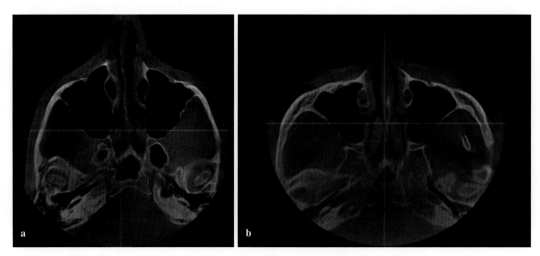

图 15.4　颧骨轴位骨性面部形态。长头白种人面部（a）和短头亚洲人面部（b）的比较

颧骨体变量为：①骨切除的量。②内推的量。③后移的量。④上移或下移的量。颧弓的变量是指颧弓内推的量和后部关节结节区的骨磨除的量[8]（图 15.5）。

新观点与新对策：颧骨突出的分类与手术方法的选择

根据 3/4 斜位观察到的颧骨的几个亚单位，

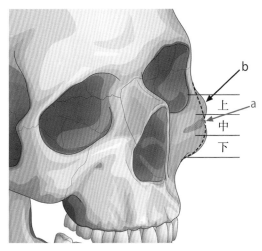

图 15.5　形态学亚单位分类如下：颧骨体部突出的位置（上、中、下）与眶颧沟（a），外下眶缘突出（b），MMP（最大颧突点）的位置

将颧骨突出分为五个亚型。

（1）类型 1：单纯颧弓突出。

（2）类型 2：颧骨体和颧弓均突出。

1）2A：眶颧沟下方部分突出。

2）2B：颧骨体宽且凸。

3）2C：颧骨合并眶缘突出（A，局限性；B，广泛性）。

（3）类型 3：扁而方的脸形。

颧骨各亚型的比率及其相应的手术方法如下：从 1~3 型共六组，分别为：1 型 16.2%，2A 型 16%，2B 型 34.4%，2C 型 30.6%，3 型 2.8%（图 15.6）。将患者颧骨归为六个亚型之一，然后考虑上述颧骨体和颧弓的关键变量来确定合适的手术方法（图 15.7）。

相应的手术方法如下。

（1）类型 1：微创颧弓缩小术。

（2）类型 2。

1）2A：标准 L 形截骨术。

2）2B：高位 L 形截骨术。

3）2Ca：高位 L 形截骨加眶缘磨削术。

4）2Cb：高位 L 形截骨加三足截骨术。

（3）类型 3：前部小量截骨复位加前部增高。

1 型 16.2%

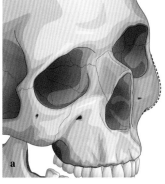

2A 型 16.0%

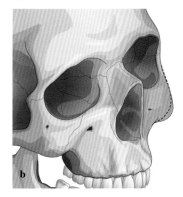

2B 型 34.4%

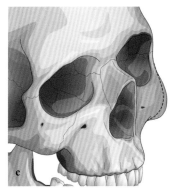

2Ca 型 18.4%

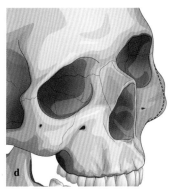

2Cb 型 12.2%

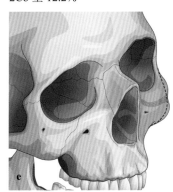

3 型 2.8%

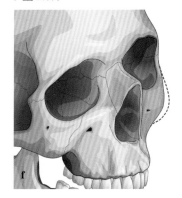

图 15.6　颧骨的分类及其发生率

I 形截骨   L 形截骨   高位 L 形截骨

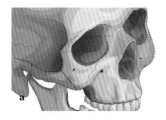 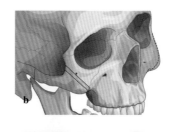 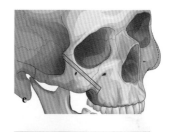

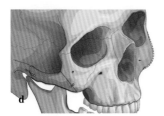 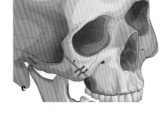 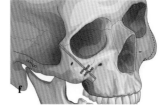

高位 L 形截骨 + 眶缘磨削   三足截骨

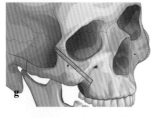 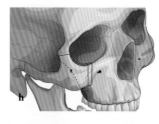

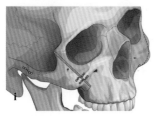 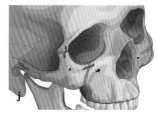

图 15.7 手术技术应用图解

其他考虑因素

软组织因素

面部软组织是颧骨缩小的重要美学部分，术前及术中均应考虑到。如果患者皮肤薄而白皙，颊部脂肪少，骨骼手术后的变化就会明显，软组织下垂的概率小，此类患者最适宜做颧骨降低术。但有时能看到骨性台阶，特别是在眶周部位。并且由于皮肤薄还可能触摸到钛板。手术医师应尤其需要想办法使截骨线两侧的骨段平滑过渡。如果患者面颊软组织丰富或皮肤较厚，则面颊下垂的风险高。应告知患者面颊下垂的可能性和适当的辅助措施，包括吸脂或提升术。由于颧骨区肥厚的肌肉脂肪组织会强化其突起，而使颧骨看起来更显凸出，因此，建议适当矫正过正。如果患者颧脂肪垫较厚，颧骨体部应该稍微过度矫正，以防止矫正不足。对于 35 岁以上的患者来说，面部软组织减少，皮肤开始下垂，颧突看起来更加明显，并在颊部和颞部造成凹陷沟槽，逐渐产生疲劳和衰老的外观。对于渴望具有年轻、柔和及富有女性气质的面部轮廓的中年女性，颧骨降低术是不错的选择。

面部不对称与均衡

应考虑面部的总体形状，包括下颌骨突出和面部长度（图 15.8）。颧骨降低术可单独实施或与下颌骨缩小术联合进行。如果患者下颌骨突出，单独行颧骨降低术可能无法平衡两下颌角间和两颧骨间的宽度，建议联合行下颌骨缩小术。如果患者的脸长并伴有颧骨突出，颧骨间距的

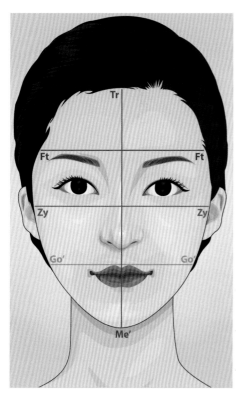

$$\frac{Zy - Zy}{Tr - Me'} = 70\% \sim 75\%$$

$$\frac{Ft - Ft}{Zy - Zy} = 80\% \sim 85\%$$

$$\frac{Go' - Go'}{Zy - Zy} = 70\% \sim 75\%$$

图 15.8　面部协调性评估。面部协调性应考虑面中部宽度（Zy–Zy）和面下部宽度（Go'–Go'）之间以及面中部宽度和面上部宽度（Ft –Ft）之间的关系。面高（Tr–Me'）与面宽之比应成均衡比例

缩小，会使其过窄的长脸变为更窄的"黄瓜脸"，建议只行颧骨体后推术，而非颧骨体和颧弓的内推。在不对称情况下，应精确控制骨切除量及外侧截骨段的后推和垂直方向移动的量。

讨　论

对于颧骨突出的亚洲患者来说，成功的颧弓降低术至少有四个重点需要考虑。首先是对颧骨突出包括眶下区的亚型进行准确判定。术前要仔细全面地观察面部特征，充分地咨询讨论，来确定关于颧骨突出位置和程度的美学问题以及患者的需求和其心目中对美的概念，这一点很重要。评估应包括四个基本的摄影角度：正位、侧位、3/4 斜位和仰位。这些体位中，对

3/4 斜位的观察分析最为重要。第二是手术医师实施各种手术，特别是确定截骨位置的能力。例如，高位 L 截骨术，其内侧截骨线通常距眶外缘 4~7 mm，似乎比标准 L 形截骨术更适合 2B~2C 型患者，是降低颧骨上部更有效的方法，尤其是在 3/4 斜位观察时效果更好。第三，在眶外缘凸出的情况下，很有必要经附加的结膜或睑缘下入路磨除眶缘隆突。否则，残留的眶外下缘隆突可能引起患者的抱怨，如图 15.1 所示的本组病例。第四，评估被覆软组织在颧骨突出中所起的作用很重要。实际上有时骨骼存在不对称时，被覆的软组织可能补偿之。我们承认亚型之间有重叠，因为这些亚型很难清楚区分，然而，本章中介绍的分类系统可以帮助整形医师评估颧骨形态，并根据患者的个人情况和愿望选择合适的手术计划或方法。

参考文献

[1] Kim TY, et al. Reduction malarplasty according to esthetic facial unit analysis: retrospective clinical study of 23 cases. J Oral Maxillofac Surg. 2014;72(8):1565–78.

[2] Onizuka T, Watanabe K, Takasu K, Keyama A. Reduction malar plasty. Aesthet Plast Surg. 1983;7: 121–5.

[3] Yang DB, Park CG. Infracture technique for the zygomatic body and arch reduction. Aesthet Plast Surg. 1992;16:355–63.

[4] Cho BC. Reduction malarplasty using osteotomy and repositioning of the malar complex: clinical review and comparison of two techniques. J Craniofac Surg. 2003;14:383–92.

[5] Kim YH, Seul JH. Reduction malarplasty through an intraoral incision: a new method. Plast Reconstr Surg. 2000;106:1514–9.

[6] Kook MS, Jung S, Park HJ, Ryu SY, Oh HK. Reduction malarplasty using modified L-shaped osteotomy. J Oral Maxillofac Surg. 2012;70:e87–91.

[7] Hong SE, Liu SY, Kim JT, Lee JH. Intraoral zygoma reduction using L-shaped osteotomy. J Craniofac Surg. 2014;25:758–61.

[8] Kang JS. Plastic surgery. 3rd ed. Seoul: Koonja; 2004.

[9] Lee TS. Standardization of surgical techniques used in facial bone contouring. J Plast Reconstr Aesthet Surg. 2015;68(12):1694–700.

[10] Bettens RM, Mommaerts MY, Sykes JM. Esthetic malar recontouring: the zygomatic sandwich osteotomy. Facial Plast Surg Clin North Am. 2002;10(3): 265–77.

[11] Hinderer UT. Malar implants for improvement of the facial appearance. Plast Reconstr Surg. 1975;56: 157–65.

[12] Wilkinson TS. Complications in aesthetic malar augmentation. Plast Reconstr Surg. 1983;71:643–7.

标准口内入路颧骨降低术

第 *16* 章

Sanghoon Park

要点

(1) 颧骨降低术的目的是减少颧骨的宽度。然而，手术医师更应考虑将方而扁平的脸形改变为三维立体形状，并实现平滑、富有女性气质的面部线条作为颧骨降低术的主要目的。

(2) 评估的关键变量是颧骨间宽度、颧骨体的体积和位置。根据颧骨体体积确定骨切除量。

(3) 在术中，通常是将颧骨体和颧弓向内、向后移位，也有时向上或向下移位。标定最大颧突点（maximal malar projection, MMP），并仔细设计其新的理想的位置。

(4) 计划手术时，应考虑面部整体形状，包括下颌突度和面部长度。对于长面患者应特别注意，因为过度切骨有可能使面部在术后看起来更长。

(5) 颧骨降低术可单独实施或与其他面部骨骼轮廓手术联合进行，如下颌骨缩小、颏成形术或额部增宽术。

(6) 软组织对颧骨降低术的效果影响很大。面颊脂肪肥厚和皮肤下垂的患者，其缩减效果可能不明显，面颊下垂加重的可能性却增大。

(7) 一般认为以下五个因素是皮肤和软组织下垂的高危因素：①年龄超过40岁。②面颊脂肪肥厚。③皮肤薄而松弛。④Ⅱ类咬合下颌骨或颌颈界线不清。⑤鼻唇沟深或下颌赘肉。

引 言

与西方人相比，亚洲人的脸形较短、较宽。隆起的颧骨复合体加上突出的下颌角，形成方形而不是流畅椭圆形的面部。当从下面观看时，平坦的中面部和宽颧骨也形成了方而扁平的外观。这些是典型的蒙古人种面部（短头面型）特征，而白种人的面部瘦长，并且在前后方向突出（长头面型）（图16.1）。不同文化和民族的审美标准存在差异，而东亚的审美标准已经变得更加西方化了，亚洲人寻求更瘦长、立体的面孔。种族特征的差异和审美标准的变化导致了改变脸形的需求增加。因此，面部轮廓整形术在东亚已变得非常流行，成为常规手术，并且，这

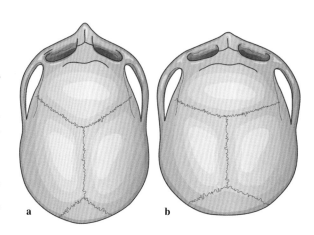

图 16.1 面部骨骼形态，轴位颧骨平面。比较长头白种人面部（a）和短头亚洲人面部（b）

种趋势正在蔓延到亚洲的其他地区和居住在西方国家的亚洲人。颧骨降低术的目的如下。

（1）缩窄面部宽度：颧骨降低术的主要目的是使面部轮廓变得更瘦更窄。通常，面部宽

度由两侧颧骨关节结节之间的距离决定。因此，颧弓缩窄或移位是缩窄面部宽度的有效方法。由于多数情况会同时伴有颧骨体肥大，因此仅做颧弓缩窄并不能矫正方形外观，因此，必须将颧弓和颧骨体部同时协调地缩小[1]。

（2）将方脸形变为三维立体脸形：颧骨体形状和位置的改变可以使面中部丰满，显得更加立体和年轻。

（3）获得流畅的面部线条：面部线条流畅的人看起来更年轻、更富有女性气质。如果颧骨向外突出，连接太阳穴 – 颧骨 – 下颌角构成的面部线条就显得非常粗糙且不流畅（图 16.2）。对于希望拥有年轻、柔美面部轮廓的患者，颧骨降低术是一个很好的选择。

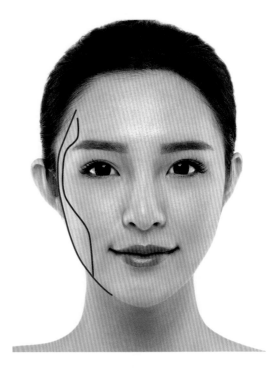

图 16.2　前和后面部轮廓线。面前部轮廓线连接颞部、颧骨体、颊部和下颌骨体（蓝线），而面后部轮廓线连接颞部、颧弓、下颌角和颏（红线）。如果前面部轮廓线过于卷曲，患者会给人以"强悍""富有攻击性""衰老""疲惫""男性化"的印象。后轮廓线反映面部宽度和面部大小

患者评估与咨询

面对面的检查是评估患者问题并形成手术计划的最重要步骤。临床照片和放射学检查——包括正位、颏顶位和瓦氏位——也都必不可少。CT扫描加三维重建也有助于评估颧骨复合体的形状。要考虑的关键变量是颧骨体的体积和位置以及两侧颧骨之间的宽度。手术中需要切除的骨量取决于颧骨体的体积。当颧骨体体积较大时，应设计切除较宽的骨段。然而，过度切除可能导致平坦或缺陷的外观。因此，在手术完成后必须保留颧骨在前后方向和左右方向上足够的体积。

要想使面中部的宽度变窄，就需要磨削颧骨的外侧缘或将其向内移位。如果颧骨外侧缘的位置靠外，应相应加大截骨内推的量。最大颧突点（MMP）是指在仰面 3/4 位观时，颧骨复合体外侧轮廓最突出的部分。如果将截骨线放置在 MMP 的外侧，或者仅通过磨削降低颧骨体，尽管颧骨体的外缘已经变窄，但 MMP 仍未改变，这就造成一种不自然的二维外观（前后方向上扁平，左右向较宽）。因此，使 MMP 保持适当的突度并安置于理想的位置是获得术后满意效果的关键。

理想的最大颧突点会随种族或个人主观偏好而不同，但一般来说，下面有两种简单的方法可以确定其理想的位置（图 16.3）。

Hinderer 分析法

MMP 是由两条线交点确定的。一条假想线连接外眦和口角，另一条连接鼻翼基底和耳屏。MMP 的新位置是在交叉线的外上象限[2]。

Wilkinson 分析法

假想线从外眦垂直向下到下颌骨，MMP 位于从外眦到下颌角距离的上 1/3 处[3]。

颧骨体的手术计划确定后，测量两颧骨间宽度。由于颧弓内推是减少后面部宽度的关键，因此应决定颧弓内推的量。截骨线之后的颧弓

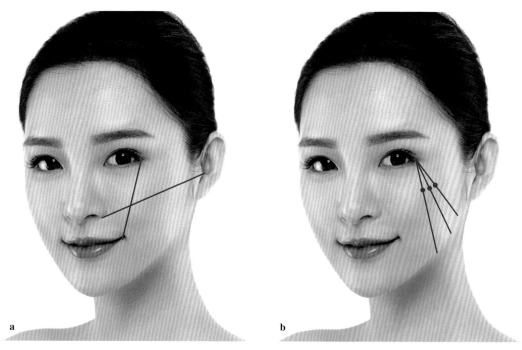

图 16.3　确定最大颧突点（MMP）的理想位置。a. Hinderer 分析法；b. Wilkinson 分析法

根部是不能内推的，应仔细磨削，以防止台阶显现。如果仅仅是颧弓内推太多而颧骨体没有适当缩小将导致平坦的方形脸。为了防止这种情况发生，塑造协调的面中部轮廓，颧骨体和颧弓的缩小幅度应该互相协调均衡。

手术医师在术中要考虑许多变量，这些变量应基于上述评估来确定。颧骨体缩减的变量有：①截骨量。②内推量。③后移量。④垂直移位量。颧弓缩窄的变量是颧弓内推量以及截骨线后关节结节磨削的量。

面部软组织也是颧骨降低术的一个重要组成部分，应该被视为取得满意美学效果的因素之一。如果患者皮肤薄且颊部软组织少，颧骨降低术后的变化就会明显，软组织下垂的可能性也小。这类患者最适合做颧骨降低术，但却很有可能透过皮肤看见沿截骨线的骨性台阶和触摸到钛板。因此，手术医师应该尽力使截骨线两侧骨段过渡平滑。与此相反，如果患者的软组织肥厚或皮肤厚，面颊下垂的风险就会上升。医师应告知患者这种可能性，并考虑适宜的附加手术，如吸脂或面部提升。如果患者的颧脂肪垫厚，颧骨体应比通常情况切除多点。

手术方法

1983 年 Onizuka 等介绍了颧骨降低术的手术入路和技术方法[4]，通过口内入路用凿和（或）磨削法降低颧骨突出部分。此后，开发出多种手术技术，如骨磨削、颧弓青枝骨折[5] 和颧骨体截断或骨切除术[2, 6-9]。对于颧骨体局部突出，骨磨削是最简单可行的方法。但是，颧骨体过度磨削会导致骨松质暴露，由于骨松质吸收的不可预测性，术后可能出现骨表面凹凸不平[10]。因此，磨削去骨量是有限的，颧骨体的总体积不可能仅用磨削的方法减小。此外，磨削的方法不能用于颧弓，因为颧弓的厚度不足以通过磨削减少[11]。不全骨折技术[5] 是降低颧弓突出的有效方法之一。通常实施颧弓截骨时，避免全厚切断，并保持骨膜的连续性（青枝骨折）[10]，将颧骨内推。它的主要优点是简单快速。然而，它有颧弓折断不受控制的风险，并且对颧骨体部突出的治疗效果有限。对于因颧弓宽和颧骨体部突出导致的中至重度颧骨肥大的患者，我们更喜欢采用颧骨体部 L 形截骨术式。在颧骨体的前部做 L 形截骨，并在颧弓后部另行截骨。去或不去除骨[6]，将游离颧骨块移动到预想的位置，用钢丝或钛板钛钉固定。L形截骨术可以改变颧骨体部和颧弓的位置，具有颧骨降低程度和术后形状可控的优势。患者通常希望颧骨体和颧弓的形状都得到改变，因此L形截骨成为目前颧骨缩小最常用和最受欢迎的术式（图16.4）。

颧骨降低术的入路可以简单地分为两种：口外入路（冠状切口、颞部切口、耳前切口）和口内入路。口外入路和口内入路各有其优缺点[11]。因为颧骨降低是从颧骨骨折的治疗发展而来，所以最初采用冠状切口显露整个颧骨颧弓，但操作时间长，可能伴有出血，术后瘢痕明显。口内入路具有瘢痕隐蔽、出血少、手术时间短的优点，但术野显露有限、截骨操作较困难、空间较小不易固定、有损伤眶下神经的风险；副作用有面颊软组织下垂，原因是广泛的剥离和颧骨体积减少，这可以通过减少剥离范围来避免。截骨后游离颧骨块应牢固固定，术后应用弹性面罩防止面颊下垂。口内入路可单独使用，但通常是与耳前切口或颞部切口联合应用以减少剥离范围和防止面颊下垂。

目前口内入路使用最广泛，通过口内入路L形截骨的颧骨降低术是矫正颧骨颧弓突出患者面部失衡的最优选方法。

麻醉与入路

所有患者均给予全身麻醉。ID医院首选

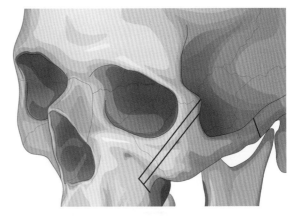

图16.4 颧骨降低术的截骨设计。在颧骨隆突上标出倒L形截骨线。在外侧画出第二线，平行于第一条线，表示要切除的骨条。在耳屏前2~3 cm处做颧弓根部截骨

经口气管插管，也可以用经鼻气管插管。在每侧上颌唇颊部前庭沟做约长3 cm切口[7]。通过切口，在骨膜下向上外侧剥离软组织，剥离局限于颧骨体部、上颌窦前壁和眶外下缘。当剥离向上外延伸越过颧骨隆突时，颧大肌和颧骨皮肤韧带的部分起始附着将从骨表面分离。

前部截骨

在颧骨隆突上标记倒L形截骨线（图16.5），此线通常起自眶的外侧缘，延伸到眶下孔的正下方。注意截骨线不要太低，即从颧弓垂直向水平转折处截骨，这可能会造成颧骨体部的体积减少不够。接着，短臂截骨成90°角转向颧牙槽嵴。必须十分注意避免损伤眶内容

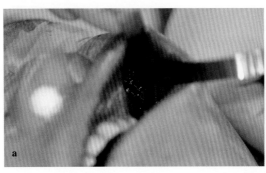
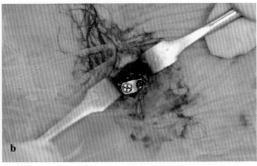

图16.5 颧骨复合体的牢固固定。a.用两个微型钛板固定颧骨体部；b.用预成形钛板固定颧弓

物或眶下神经。在第一条线外侧画出第二条平行线，表示要切除的一条骨，以便于外侧骨段推入 [12]。第二条线与第一条线的距离取决于患者的偏好和颧骨体的宽度。较宽的平行截骨可以使颧骨降低更多。ID 医院通常截骨的宽度是 3~5 mm。短臂截骨必须有足够高度以避免损伤牙根。做颧骨翼突间隙分离时需要小心细致，以防止血管损伤，否则会导致大量出血和术后青肿。

用多功能拉钩拉开，使用往复锯截骨，先从上外侧线开始，接着是上内侧线，最后做下段横向截骨，移除中间骨条。

后部截骨

显露颧弓的后部。在皮肤上标记面神经额支和颧弓的走行（图 16.4）。在耳屏前 2~3 cm 的鬓角内做约 1 cm 的垂直切口 [12]，切口应位于神经走行的后部。剥离骨膜，识别颧弓，用精细骨膜剥离子剥离颧弓上缘和其内侧面骨膜，并尽可能地向后剥离，确保截骨线在颞下颌关节的前方，用往复锯做垂直截骨。当后部截骨完成时，咬肌附着仍然保留，但颧骨骨段已能自由移动。如果需要，可以将截骨线远端的骨台阶做适当磨削。

固定

移除中间骨条后，将截断后的颧骨体和颧弓向后内移位，根据患者的愿望和术前规划，确定骨段的三维位置，同时保持骨断面良好的接触。用六孔微型钛板和螺钉固定骨段前部，用两或三孔微型钛板和螺钉固定颧弓（图 16.5）。截骨后骨块的定位是术后结果最关键的步骤，根据术前存在的不对称和术中的外观，调整骨段的最终位置，取得期望的结果。同样方法实施对侧手术。常规方法关闭口腔内和皮肤切口。

技术要点

常用的颧骨体部截骨方法有两种：I 形截骨和 L 形截骨 [11]。Baek 等介绍了 I 形截骨术 [13]，其截骨线位于最大颧突的外侧，因此通常不包括颧骨隆突的体积。当咬肌牵拉时，截断的骨段可能向下移位。L 形截骨的优点是包含了颧骨隆突的体积，并可以防止截骨段移位，这是因为骨段下缘形成阻挡，使咬肌不能向下拉动骨段 [11]。此外，L 形截骨术的骨断面接触比 I 形截骨术的更大，将并发症风险，如骨不连接，降至最低。L 形截骨术的最大优点是可以有效地减少颧骨体部的宽度和重新定位 MMP 点。如果 L 形截骨线的位置较低，颧骨体也不能得到最大限度降低。想要最大限度降低，就要使上截骨线的位置接近眶缘。在作者的诊所，我们称之为"高位 L 形截骨术"，距眶缘只有 2~3 mm。由于降低不足是投诉的主要原因之一，这项技术也适用于二次修复手术。

截断后的颧骨复合体重新定位是颧骨降低术的重要环节。术前通过详细会诊和体格检查确定 MMP 点。如果患者的主诉是面部过宽，则颧骨段应向内侧移位，如果患者寻求改善颧骨体部隆突，给人以不那么严厉的印象，则颧骨复合体应向内和向后移位，使颧骨体比颧弓降低得更多些。通过控制颧骨体和颧弓的移位量，并结合向内、向后移位，可以塑造出协调、均衡的面孔。

虽然在颧骨降低术中用青枝骨折的方法不一定必须固定，但有一处或多处骨截断时，还是需要做坚固固定。只有将颧骨体和颧弓都做坚固的固定才能保证重新定位精确和稳定。如果骨截断后不做坚固固定，则可能发生矫正不足、不对称或手术后复发。手术医师若不能控制骨段移动的精确度和位置是很严重的短板，尤其是在美容外科领域。坚固固定也是预防骨不连接和术后疼痛的关键。

由于咬肌有下拉和内旋截骨后颧骨块的作用，需要做颧骨体、眶缘和颧弓三点固定，以防止其三维方向上的旋转。然而，做眶缘固定需要附加切口，为了避免在眶缘做附加切口和固定，作者建议在颧骨复合体使用双正方中型钛板固定，简单易行，防止旋转，又减少了切口。

案例研究

案例 1

26 岁女性，主诉颧骨突出伴面中部过宽（图 16.6）。为了降低颧骨突出，实施倒 L 形截骨术，每侧颧骨减小 5 mm，颧弓后部完全截断。截骨后颧骨块移位，向内 5 mm，向后 2 mm，用微型钛板和螺钉固定。颧骨体部用双桥钛板牢固固定，以抵抗咬肌的扭力（图 16.7a）。颧弓用预成型钛板固定，位置准确且稳定（图 16.7b）。术后 6 个月，颧骨突出和面中部宽度明显减少（图 16.8）。

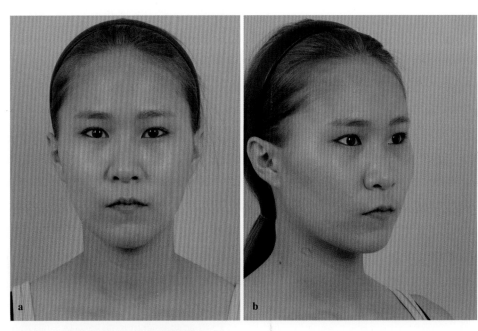

图 16.6 患者术前的正位和斜位照片

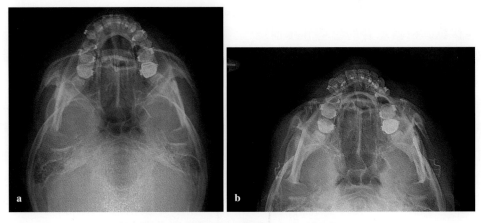

图 16.7 术前（a）和术后（b）X 线片显示颧骨向后内侧移位

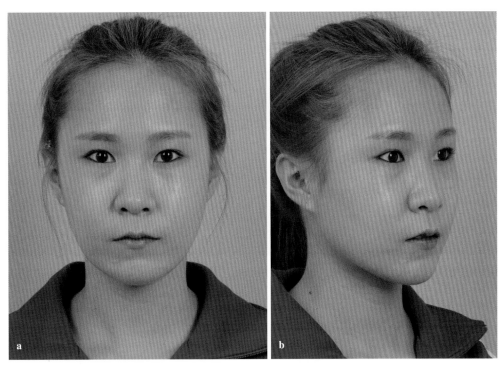

图 16.8　术后 6 个月照片

案例 2

　　42 岁女性，主诉颧骨突出及下面部宽（图 16.9）。行颧骨降低术和下颌骨轮廓整形术（图 16.10）。颧骨前部和后部完全截断后，颧骨向后内侧移位。行颏缩窄成形术和下颌骨轮廓整形术矫正方形面下部。手术后 5 个月，患者面部轮廓显得柔和瘦长（图 16.11）。

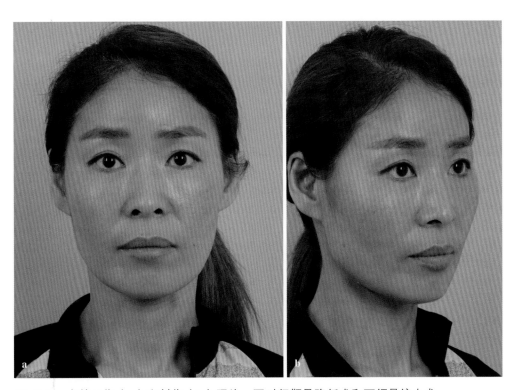

图 16.9　术前正位（a）和斜位（b）照片。同时行颧骨降低术和下颌骨缩小术

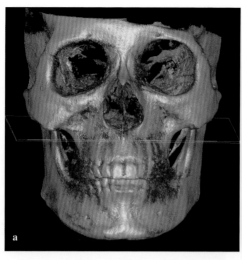

图 16.10　三维 CT 图像。a. 术前；b. 术后

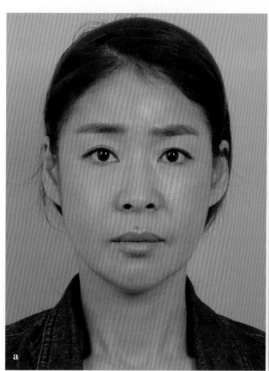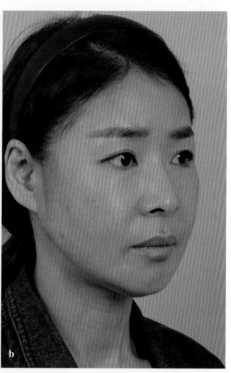

图 16.11　术后 5 个月照片

并发症与处理

　　由于颧骨降低术涉及去骨和移位，软组织下垂是不可避免的，需要在术中处理。以前，颧骨复合体或不稳定的骨段向下移位是软组织下垂的一个主要原因，牢固固定可防止此并发症的发生。

　　广泛剥离和软组织过多是软组织下垂的潜在原因。减少剥离和保留颧骨体部咬肌的起点附着可以减少不希望出现的软组织问题。软组织自身状况也对其下垂起一定作用，皮肤和软组织下垂的高危因素包括：①年龄超过 40 岁。②面颊脂肪肥厚。③皮肤菲薄和松弛。④Ⅱ类咬合下颌骨或颌颈界线不清者。⑤原先存在鼻唇沟过深或下颌赘肉。对这些高危患者，术前必须告知面颊下垂的可能性，并且在术前和术中应特别注意防止这种并发症的发生。面中部提升、线提升、颊脂垫去除和鼻两侧增高都可作为有效的辅助手术，可以单独或组合实施。

骨不连接是矫正不足和面颊下垂的原因之一，也常常是长期随访中不明原因疼痛的原因之一。虽然放射检查可以显示固定材料断裂和骨段分离，但有时并不能发现骨段错位的明确征象。骨的部分分离，特别是在眶缘的上外部位常常存在，但如果有 1/3 骨愈合并保持连续性，则不认为是骨不连接。骨不连接的原因可能是骨过度切除、固定不牢、过度运动（例如咀嚼时）、肌肉牵拉和术后恢复期间外伤。最初可以尝试保守治疗以缓解疼痛和假性软组织凹陷，软组织凹陷可以用注射脂肪纠正，但可能经常复发。如果注射脂肪后多次复发，可以选择将 Medpor（Stryker）插入间隙表面以恢复其连续性。采取大的手术处理的指征包括严重的复发性疼痛和美学问题，如明显的骨间隙、不对称和颧骨复合体下陷。做颧骨复合体重新定位是最为理想的办法，尽管这在骨缺损较多的情况下操作起来很困难，并可能需要骨移植或异质材料填充。

颧骨降低手术过程中，有可能损伤眶、眶内容、眶下神经和颞肌等。为了防止这些结构的损伤，必须始终小心谨慎并敏锐地感知锯的位置[12]。拉钩过度牵拉是导致术后感觉异常的常见原因。如果钛板和螺钉太靠近眶下孔，也可能引起感觉异常。

由于颧弓向内移位而导致颞肌受压，可引起张口困难。术后 1~2 个月内会改善，张口练习有助于减轻症状。

大多数术后抱怨不对称的患者其实在术前就可能存在不对称，所以术前彻底仔细的检查至关重要，继而与患者沟通交流，详细说明术后不对称的可能性和手术的局限性。

从患者的审美角度出发，颧骨降低术后最常见的抱怨是矫正不足。颧骨体部降低不充分或最大颧突点的位置不合适是引起不满意的最常见原因。因此，需要选择合适的患者，并客观实际地调节和降低患者的期望值。

讨 论

手术医师应考虑前述诸多因素，骨断端"有效的足够的骨接触"和"确实的坚固固定"是预防骨不稳定和骨不连接导致的一系列并发症的重中之重。

如何确定骨切除和后移的量可能是一件很难的事，因为没有绝对的指南可以参照。通常，我们切除颧骨体部长条骨的范围是从 2~6 mm，颧骨体后移的范围是从 0~4 mm，颧弓内推的范围是从 0~5 mm。手术医师要根据患者的偏好和自己的经验决定每个要素精确的量。

参考文献

[1] Kang JS, editor. Plastic surgery. Seoul: Koonja; 2004.

[2] Hinderer UT. Malar implants for improvement of the facial appearance. Plast Reconstr Surg. 1975;56(2):157–65.

[3] Wilkinson TS. Complications in aesthetic malar augmentation. Plast Reconstr Surg. 1983;71(5):643–9.

[4] Onizuka T, Watanabe K, Takasu K, Keyama A. Reduction malarplasty. Aesthet Plast Surg. 1983;7(2):121–5.

[5] Yang DB, Park CG. Infracture technique for the zygomatic body and arch reduction. Aesthet Plast Surg. 1992;16(4):355–63.

[6] Cho BC. Reduction malarplasty using osteotomy and repositioning of the malar complex: clinical review and comparison of two techniques. J Craniofac Surg. 2003;14(3):383–92.

[7] Kim YH, Seul JH. Reduction malarplasty through an intraoral incision: a new method. Plast Reconstr Surg. 2000;106(7):1514–9.

[8] Agban GM. Augmentation and corrective malarplasty. Ann Plast Surg. 1979;2(4):306–15.

[9] Uhm KI, Lew JM. Prominent zygoma in Orientals: classification and treatment. Ann Plast Surg. 1991;26(2):164–70.

[10] Kook MS, Jung S, Park HJ, Ryu SY, Oh HK. Reduction malarplasty using modified L-shaped osteotomy. J Oral Maxillo fac Surg. 2012;70(1):e87–91.

[11] Hong SE, Liu SY, Kim JT, Lee JH. Intraoral reduction malarplasty using L-shaped osteotomy. J Craniofac Surg. 2014;25(3):758–61.

[12] Morris DE, Moaveni Z, Lo LJ. Aesthetic facial skeletal contouring in the Asian patient. Clin Plast Surg. 2007;34(3):547–56.

[13] Baek SM, Chung YD, Kim SS. Reduction malarplasty. Plast Reconstr Surg. 1991;88(1):53–61.

冠状切口入路颧骨降低术

Rong-Min Baek and Baek-kyu Kim

第 **17** 章

要点

(1) 东亚人群面中部扁平且宽,颧骨降低术的需求相当普遍。
(2) 采用冠状切口入路降低颧骨可以弥补口内入路的缺点。
(3) 冠状切口入路包括内侧(颧骨体)和外侧(颧弓)截骨术、颧骨复合体的重新定位和牢固固定。
(4) 为了避免面神经损伤和颞部凹陷,颞部的剥离要在颞深筋膜浅层并紧贴该层筋膜进行。
(5) 冠状切口入路是一种有效的方法,能做到对称的效果、足够的降低和牢固的固定。

引 言

东方人面部骨骼常见的特征为颧突隆起、面下部轮廓凸显、鼻两侧凹陷和下颌角突出。东亚人与高加索人相比,面部骨骼向前突出较少,面中部较平坦且宽,垂直长度较短。在西方,以颧骨高耸轮廓分明为美,但在东亚,这些特征被认为是丑陋的、不受欢迎的。东亚人通常认为颧骨突出使面部显得男性化或衰老,而喜欢椭圆形的脸。因此,在韩国等东亚地区,颧骨降低的需求相当普遍,而不是要求做颧骨增高。

1983 年,Onizuka 与同事报告了一种口内入路的方法实施颧骨降低术。然而,口内入路伴随着一些重要的问题,例如术野显露有限、面颊软组织下垂、很难保持对称性,很难使颧弓区域达到足够的缩窄[1]。为了克服这些缺点,Se-Min Baek 医师等在 1984 年发明了一种冠状切口新技术,即经冠状切口完成颧骨内侧和外侧截骨、将颧骨复合体重新定位并做骨间固定[2]。

患者评估

颧骨降低术的目的是纯粹求美,因此应充分了解患者的手术动机,并且动机必须合理。此外,患者的期望应该切合实际,并告知其可能的并发症。

术前拍摄用于分析的平面照片(正面、两个侧面、颏顶位),也可拍摄头影测量和颏顶位 X 线片。分析照片和 X 线片后,手术医师要根据临床评估确定颧骨切除的量和颧骨复合体的最终位置。术前如有任何不对称的情况都应向患者指出。

冠状切口线必须预先设计好,以便可以把患者的头发适当编扎起来。循额部毛发的形状,在发际线后约 8 cm 处标画切口线。切口在颞部急转向下,直到耳轮上部与颞部头皮的交界处(图 17.1)。

手术方法

手术在气管插管全身麻醉下进行。当头皮瓣下的颧区需要照明时，用光纤头灯比较方便。麻醉溶液（0.5% 利多卡因 1∶300 000 肾上腺素）局部浸润后，切开皮肤深至颅骨膜，切口倾斜与头发方向一致。在帽状腱膜下层向下剥离至眶上缘，到达眶上缘后，改变为骨膜下层剥离，暴露颧骨体、颧弓、眶外侧壁和上颌骨前外侧壁。除了截骨部位外，颞筋膜和咬肌的颧骨附着应原封不动保留，这样可以保存对颧骨的拉力和血供。

实施内侧（颧骨体）和外侧（颧弓）截骨以松动颧骨复合体，这两处截骨都使用往复锯，同时用拉钩保护软组织。内侧截骨线起始于上颌切迹、颧上颌缝下端内侧 5~8 mm，直线向上延伸，止于颧额缝附近，同时保持眶外侧缘完整。其内侧截骨可能导致上颌窦开放，但依据我们的经验，这并不会产生严重的并发症，如感染、鼻窦炎或出血等。倘若担心伤及眶内容物而将内侧截骨线的位置过度外移，则可能导致颧颊前部矫正不足和台阶畸形。实际上只要锯片的长轴和方向恰当，就没有进入眶腔的危险。外侧截骨线划于关节结节近前。颧

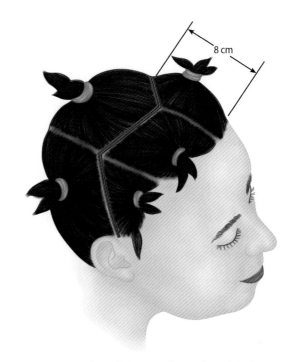

图 17.1　冠状头皮切口设计用于颧骨降低术

弓截骨呈自后向前的斜面（图 17.2）。截骨完成后，将颧骨复合体安置到理想的位置，用钢丝或微型钛板和螺钉固定。根据不同的指征有两种手术选择：颧骨移位成形术或原位截骨成形术。

颧骨移位成形术适用于颧骨复合体不对称、重度突出或颧骨体部位置较低的患者。此术式在截骨后，颧骨复合体完全松动，以便移动到理想位置，并用锯切除部分骨质和边缘磨

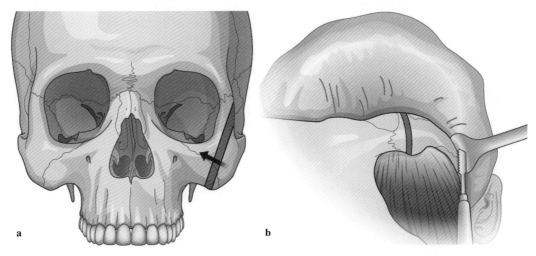

图 17.2　a. 内侧截骨，移除一条骨以减少侧凸；b. 内侧截骨完成后进行外侧截骨

削的方法使其缩窄降低。这项技术通过①充分去骨、②颧骨复合体的三维移位，实现了颧突理想的重新定位，以取得最佳的面部均衡。颧骨复合体缩窄降低后，应用钢丝或微型钛板固定结实。

第二种方法称为原位截骨成形术，适应证为两侧颧骨复合体对称，但有轻至中度隆起或颧弓突出。其内侧截骨平面的设计应便于使颧骨复合体向后内侧滑动，以减少侧向宽度。接着，斜行切断颧弓根部，以便做该处骨 Z 成形术。最后，重新安置颧骨复合体，将颧弓骨段的后端向后内侧滑动到位，用钢丝固定。

在关闭伤口前彻底冲洗清除骨屑，用 Vicryl 4-0 线间断缝合帽状腱膜，用缝合钉关闭皮肤切口。不需要放置引流。头部用弹力网压迫包扎。

技术要点

（1）冠状头皮切口线的设计：循前额的发际形状，在发际线后 8 cm 画线。在颞部，切口弯曲向下，直到耳轮与颞部头皮的交界处。

（2）通过冠状切口进行分离时，除了在截骨部位外，颞肌筋膜和咬肌的颧骨附着应保留完整，以保持对颧骨的拉力和血供。

（3）内侧截骨线从上颌切迹开始，直线向外上，止于颧额缝附近，同时保持眶外侧缘完整。变更此截骨线的倾斜角度可以确定截骨松动后的颧骨复合体的移动方向。

（4）自后向前斜行切断颧弓。颧骨复合体重新定位后，颧弓前段向后向内滑动，与颧弓后段贴合。

案例研究

患者女性，21 岁，颧弓和下颌角突出。如果仅行颧骨降低术会使肥大的下颌角轮廓更加明显。患者接受了颧骨降低术和同期下颌角切除术。术后照片示面部整体轮廓平顺协调（图 17.3）。

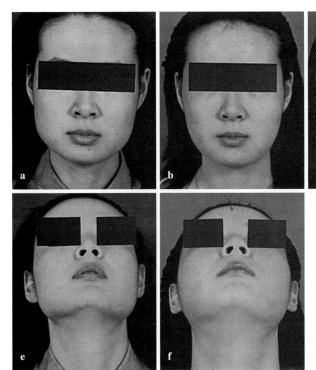

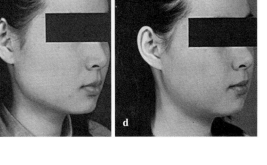

图 17.3　术前（a、c、e）。颧骨降低术与同期下颌角缩小术后 1 年（b、d、f）

并发症与处理

可能发生的并发症有不对称、矫正不足、头皮瘢痕较宽、血肿、感染和面神经损伤，所有这些都可以通过周密的手术计划和严格遵守手术原则和技术来避免 [3]。

冠状切口可能出现的严重并发症是面神经额支损伤和颞部凹陷。在颞深筋膜浅层下的颞脂肪垫层剥离，能避免面神经损伤，但可造成颞部凹陷；为防止颞部凹陷又不损伤额支，要在颞深筋膜浅层下并紧贴该筋膜而不进入颞浅脂肪垫进行分离。这样一来，行经颞浅筋膜下的额支就可以得到保护。向下分离到颧弓后，切开颧弓的后上骨膜，剥离显露外侧骨面（图 17.4）。

骨错位愈合和面颊下垂是颧骨降低术的常见并发症，尽管在冠状切口入路手术中比较罕见。骨不连接的一个主要危险因素是颧骨复合体上部缺乏固定。骨不连接或错位愈合可导致颧骨复合体向下移位和伴随的面颊下垂。为了防止骨错位愈合和伴随的面颊下垂，需要保证有足够的骨断面接触并在颧骨复合体的上部——而不是像口内入路手术在颧牙槽嵴处——做坚固固定。两点固定优于一点固定。在发生错位愈合或骨不连的情况下，应通过冠状切口入路进行修复。彻底清除骨间隙内的软组织，将颧骨复合体向上向内复位，做两点牢固固定。颧弓的骨间隙可通过骨移植治疗（图 17.5）。

讨 论

实施颧骨降低术时应切记，颧骨复合体必须是一体的并与其他面部特征保持均衡。合适的治疗始于合适患者的选择。例如，颧骨和下颌角都很突出的患者，只降低颧骨可能会使下颌角突出更加明显、更加醒目。这类患者同时行颧骨降低术和下颌角切除术效果更佳（图

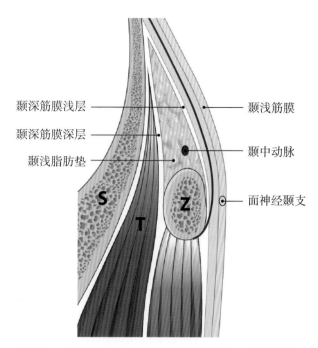

图 17.4 为避免面神经损伤和颞部凹陷，推荐的分离层次横截面示意图（红线）。S，颅骨；T，颞肌；Z，颧弓

颞深筋膜浅层 颞浅筋膜
颞深筋膜深层 颞中动脉
颞浅脂肪垫 面神经颞支

17.3）。有时用下颌角切除的骨加高颊部，可以使短而方的脸形延长，从而进一步改善患者的容貌美学。还有一个重要问题需要注意，颧突的改变也常常会引起鼻和眼的变化 [4]。

颧骨可以通过三种不同的切口进行操作：口内、冠状或耳前切口。口内入路的主要并发症之一是面颊下垂，这主要是由于口内剥离时离断了口周肌肉的骨骼附着。面颊下垂的后果是手术后外观变老。因此建议，口内入路主要用于颧骨向前内侧突出为主并且头发稀疏冠状切口会留下明显瘢痕的患者。

我们的技术优势是使精准截骨和精确把握骨切除量成为可能，因为所有操作都可在直视下完成，很容易做到对称和足量切除。这个手术不会改变颧骨的自然弯曲或外形，而只是简单地将整个颧骨复合体移动到更具美观效果的位置。通过冠状切口入路，很容易完成颧骨复合体的对称移位和稳定固定。此外，由于面部软组织是完全重新被覆在骨骼之上，因此术后不会出现颊部下垂。对于有额部或骨膜下面部上提适应证的患者，可以与经冠状切口入路的颧骨缩小手术同时进行。

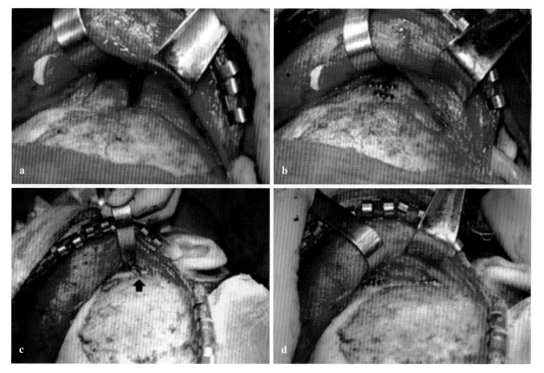

图 17.5 颧弓降低术后骨不连接一例。剥离后颧骨体有骨间隙（a）。颧骨复合体向内上重新复位并用钛板和螺钉固定（b）。向内上复位后，在颧弓后部出现一个骨间隙（c，黑箭头）。该间隙用颅骨植入充填并固定之（d）

参考文献

[1] Onizuka T, Watanabe K, Takasu K, Keyama A. Reduction malarplasty. Aesthet Plast Surg. 1983;7:121–5.

[2] Baek S-M, Chung Y-D, Kim S-S. Reduction malarplasty. Plast Reconstr Surg. 1991;88:53–61.

[3] Baek SM, Oh KS, Baek RM. Skeletal aesthetic surgery: reductions. Facial Plast Surg Clin North Am. 1996;4(1):145–74.

[4] Hinderer UT. Malar implants for improvement of the facial appearance. Plast Reconstr Surg. 1975;56:157.

延长切口入路眶颧复合体降低术

第 18 章

Jaehyun Kwon and Sanghoon Park

要点

(1) 某些患者在颧骨降低术后仍要求进一步降低，主要原因有：一是颧骨体部降低不足，二是隆突位于或靠近眶缘，无法用常规颧骨降低术改善。

(2) 传统的颧骨降低术主要聚焦于颧骨体前外侧和颧弓的降低，而对眶缘的降低有限。

(3) 对于颧骨隆突接近眶缘的患者，采用改良的三足截骨和眶缘磨削的颧骨降低术，能够达到满意可靠的美容效果。

(4) 眶缘磨削和改良三足截骨术都可以通过下睑缘或结膜切口实施，不必通过冠状切口。

(5) 用往复锯和骨凿在颧弓、颧上颌缝和颧额缝下方做眶颧骨复合体截骨。将松动的骨块重新定位，并在眶缘外侧、眶下缘和颧弓上固定。为了尽可能减小截骨线周围的骨性台阶和进一步减小部分骨性突出，也可以用磨钻进行磨削。

(6) 在做磨削和三足截骨时，应注意使用合适的牵开器并十分熟悉该区域的三维解剖，以保护眶组织完好。

引　言

大多数亚洲人的面部相对较短和较宽，原因是颧骨体和颧弓突出[1-5]。与西方人崇尚高颧骨的观念相反，亚洲人通常以脸形修长、颧骨平顺为美为求[6-9]。在此文化背景下，尤其是东亚国家，对面部轮廓手术的需求越来越多，颧骨降低术也成为受欢迎的面部骨骼轮廓手术。学者们针对不同患者的解剖特点和个性化需求，发展了各种手术方法，这些方法在手术入路、截骨和固定方法等方面都有精心的改进[6, 10-16]。因此，目前面部轮廓手术的整体效果令人相当满意。

然而，仍有一些患者由于颧骨体和眶缘隆突矫正不足，术后仍呈现强悍和男性化的脸形

而来我们医院寻求进一步改善治疗（图 18.1）。造成这种情况的主要原因可能是颧骨体降低不到位，或者是骨性隆突位于眶缘或其附近，致使充分截骨的难度较大。传统颧骨降低术主要集中在颧骨体的前外侧和颧弓缩小上，对眶缘的改进有限。即使截骨尽可能地接近眶缘，结果也只是部分成功。不仅如此，传统技术应用于这些患者还可能会导致颧骨体过度矫正，使眶缘隆突更加明显，并出现面中部凹陷的外观。所有这些病例，在初诊时筛查和诊断外下眶缘肥大非常重要，一旦诊断后，需要设计比传统颧骨降低术更针对有效的降低术。为此，作者设计了三足截骨术和磨削术，修整眶颧复合体，达到降低眶颧骨的目的，作为一种有效和可靠的尝试来解决这些患者截骨不足的问题。

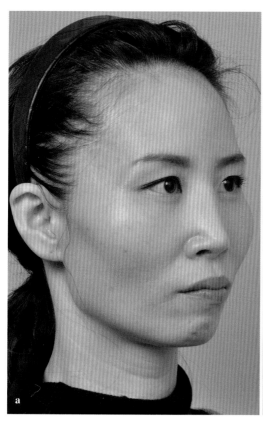 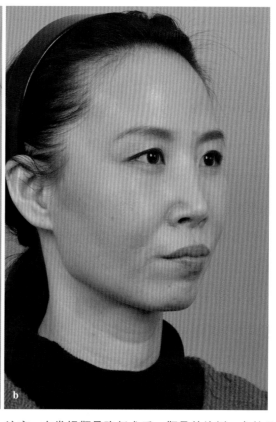

图 18.1 常规颧骨降低术前（a）和术后（b）照片。注意：在常规颧骨降低术后，颧骨前外侧，尤其是外下眶缘区的隆突并没有降低

患者评估与咨询

患者有常规颧骨降低手术史，但对结果不满意，颧骨体及眶缘下外侧仍然突出，寻求二次手术改善；有些患者主诉颧骨突出，经评估认为用常规方法难以有效地降低，也是眶颧复合体降低术的适应证。所有患者均通过体格检查、临床照片和放射学影像进行分析。做 X 线颧弓位和三维 CT 检查，以评估手术前后的变化程度。术前，所有患者都要与手术医师进行详细的沟通，讨论其要求，并理解手术所能达到的实际结果。

手术方法

所有患者都采用全身麻醉，ID 医院首选经

口气管插管，也可以经鼻气管插管。普遍采用口内、耳前、下睑缘或结膜入路。口内和耳前切口与前一章所述的传统颧骨降低术相同。通过这些切口，在骨膜下平面向上外侧剥离掀起软组织，暴露上颌骨前下部分、颧骨体、眶下孔和颧弓，注意防止眶下神经损伤。与常规的颧骨降低术相比，此处剥离的目的是显露颧上颌缝，因为截骨是沿着该骨缝进行的。对于下睑缘入路，在睫毛下做皮肤切口，几乎与眼睑同长，将下睑皮肌瓣向下拉开，到达眶缘；经结膜眶隔前入路的方法也可以，尤其适用于希望瘢痕尽量隐蔽的患者。为了尽可能减小眶周组织损伤的风险，确保眶外侧缘的显露，可考虑做外眦切开术。骨膜切开后，进行骨膜下剥离，暴露眶缘的外下侧。眶缘外侧剥离的范围比常规三足截骨术要窄一些，通常不需要显露颧额缝，因为截骨和磨削都在颧额缝之下。

三足截骨术

对于中重度眶缘突出患者，三足截骨术是一种更有效的治疗方法。用往复锯和骨凿分别在颧弓、颧上颌缝和颧额缝下 5 mm 处截开眶颧骨复合体（图 18.2）。在距眶缘约 5 mm 的眶壁内侧面做眶外侧和下外侧壁部分截骨。截骨线设计如图 18.3 所示。用骨凿沿眶缘周围截骨时，操作要轻柔，避免眼球损伤、眼球内陷和眶容积改变。沿设计线完成截骨后，移除中间骨段，磨削，并按计划向后向内重新定位，在眶外侧缘、眶下缘和颧弓用微型钛板和螺钉固定。如果存在可触及的骨性台阶，细致打磨之，使轮廓平滑自然。检查确认双侧对称后，关闭伤口。

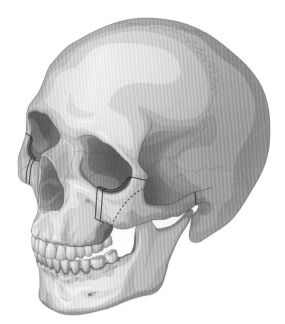

图 18.2　眶颧降低术的截骨线

眶缘磨削

患者有眶缘轻度或局限性隆突者，可用磨削法去除之。截骨完成后，插入隧道拉钩以保护眶周软组织，磨削眶缘骨断端，但要保留足够的骨皮质，能够用钛板与切断的颧骨体固定。冲洗术区，特别是要清除磨削产生的骨粉，将软组织重新自然地覆盖于眶颧颞区。眶缘较大范围磨削是可行的，证明是处理眶颧隆突非常有效和通用的方法。

技术要点

通常有两种手术方法用于改善眶缘下外侧隆突：一种是用磨钻磨削，另一种是用三足截骨术移动眶缘。磨削法创伤较小，但有可能损伤眶周软组织，改善程度可能不够充分。三足截骨术，虽然创伤较大，但能更可靠有效地达到预期的改善效果。医师手术前要决定使用哪种方法效果好、效率高。

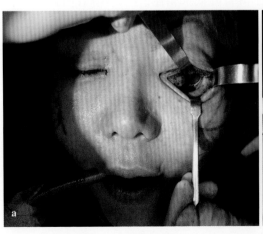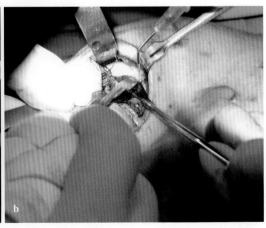

图 18.3　术中照片。眶缘截骨设计（a），用往复锯和骨凿进行截骨（b）

案例研究

案例 1

患者女性，34 岁，主诉颧骨突出和面中部宽（图 18.4，a）。我们建议进行眶颧骨降低，因为她同时伴有眶缘、颧骨体和颧弓的突出。截骨后每侧颧骨降低 5 mm，降低了颧骨隆突。颧弓的后部完全截断。截骨后的眶颧骨复合体向内移（5 mm）及后移（3 mm），用微型钛板和螺钉固定。术后 6 个月，眶缘和颧骨突出明显改善（图 18.4，b）。

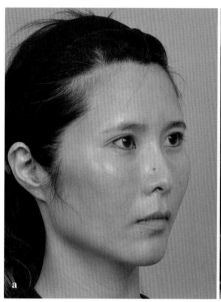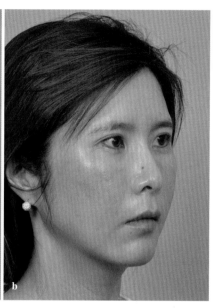

图 18.4 34 岁女性，术前照片（a）和眶颧降低术后 6 个月照片（b）。外下眶缘的突出得到有效的改善，面中部轮廓平滑

案例 2

患者女性，37 岁。6 年前在外院行颧骨降低术。主诉颧骨区特别是眶缘下外侧区突出（图 18.5，a）。做截骨手术，每侧颧骨均降低 3 mm，降低了颧骨突出。截骨后的眶颧骨复合体向内移（3 mm）及后移（3 mm），用微型钛板和螺钉固定。术后 6 个月，眶缘和颧骨突出明显改善（图 18.5，b）。

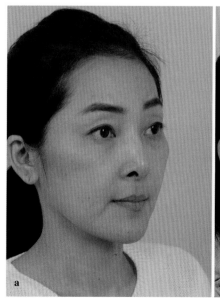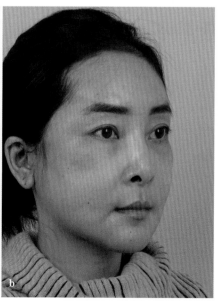

图 18.5 37 岁女性，术前照片（a）和眶颧降低术后 6 个月照片（b）。外下眶缘突出得到有效的改善，面中部轮廓平滑

并发症与处理

并发症包括术后肿胀、轻度瘀血青紫、巩膜水肿、结膜充血或结膜刺激症状，还有可能发生需要外科处理的血肿、与伤口有关的问题、意外骨折、复视、手术部位感染、永久性神经感觉缺损、面瘫及面部不对称 [8, 11, 17]。其中，避免眼球和眶周组织的损伤尤其重要，如果眼眶组织意外损伤如泪道系统损伤和眼球后血肿（称为眼科急症），应考虑做细致的眼科检查。

讨 论

有关颧骨降低术的绝大多数研究都集中在如何改善颧骨体前外侧和（或）颧弓突出上，而对伴或不伴有颧骨突出的眶缘下外侧隆突的特殊病例的处理则很少涉及。这些特殊病例，即使截骨做到了尽可能地接近眶缘，其改善程度也有限，这常常导致患者不满意，并寻求进一步咨询和手术矫正。偶尔，手术降低颧骨，会显得眶缘更加突出，导致类似于 Treacher Collins 综合征患者的面部外观。眶颧复合体降低术是一种有效的技术手段，有助于对这些特殊病例的处理。

1993 年，Satoh 和同事首次报道用三足截骨方法进行颧骨整形 [18]。他们通过传统的冠状切口从骨膜下层暴露颧骨，并完全剥离外眦韧带，暴露眶外侧缘，然后进行三足截骨。其截骨线上界位于颧额缝，内侧沿着颧上颌缝，后面在颧颞缝。截开的颧骨重新定位后，用钢丝在颧额缝和颧颞缝处固定。尽管这种技术的手术效果显著，但由于其创伤较大和相关的并发症而并没有得到普及。

随着口内入路的发展以及我们对此手术的经验积累，至少在颧骨降低方面，我们能够证明我们的方法具有相当的效果。在我们的方法中，由于外眦处的截骨是在颧额缝以下，所以我们保留了外眦韧带，这大大减小了眼睛形状和外观改变的风险。经口内眶颧复合体降低术还具有瘢痕小、手术时间短、出血少、面神经损伤风险低的优点。

从西方审美标准来看，用三足截骨术矫正颧复合体突出可能有些过分。然而，东亚人青睐颧突小的平滑面部轮廓，并且对我们手术所达到的眶颧降低效果满意。

该手术的理想适应证是颧骨体上 1/3 和（或）眶下外侧缘隆突。对精心挑选病例，我们建议采用眶颧复合体降低术作为一种有效的替代方法来矫正颧骨突出伴眶下外侧缘隆突。

参考文献

[1] Onizuka T, Watanabe K, Takasu K, Keyama A. Reduction malarplasty. Aesthet Plast Surg. 1983;7:121–5.

[2] Satoh K, Ohkubo F, Tsukagoshi T. Consideration of operative procedures for zygomatic reduction in Orientals: based on a consecutive series of 28 clinical cases. Plast Reconstr Surg. 1995;96:1298–306.

[3] Hwang YJ, Jeon JY, Lee MS. A simple method of reduction malarplasty. Plast Reconstr Surg. 1997;99:348–55.

[4] Mahatumarat C, Rojvachiranonda N. Reduction malarplasty without external incision: a simple technique. Aesthet Plast Surg. 2003;27:167–71.

[5] Kim YH, Cho BC, Lo LJ. Facial contouring surgery for asians. Semin Plast Surg. 2009;23:22–31.

[6] Cho BC. Reduction malarplasty using osteotomy and repositioning of the malar complex: clinical review and comparison of two techniques. J Craniofac Surg. 2003;14:383–92.

[7] Lee JS, Kang S, Kim YW. Endoscopically assisted malarplasty: one incision and two dissection planes. Plast Reconstr Surg. 2003;111:461–467; discussion 468.

[8] Lee YH, Lee SW. Zygomatic nonunion after reduction malarplasty. J Craniofac Surg. 2009;20:849–52.

[9] Ma YQ, Zhu SS, Li JH, et al. Reduction malarplasty using an L-shaped osteotomy through intraoral and sideburns incisions. Aesthet Plast Surg. 2011;35:237–41.

[10] Jang H, Lee S, Jung G. Reduction malarplasty with small preauricular incision. Plast Reconstr Surg. 2010;126:186e–8e.

[11] Baek SM, Chung YD, Kim SS. Reduction malarplasty. Plast Reconstr Surg. 1991;88:53–61.

[12] Yang DB, Park CG. Infracture technique for the zygomatic body and arch reduction. Aesthet Plast Surg. 1992;16:355–63.

[13] Sumiya N, Kondo S, Ito Y, Ozumi K, Otani K, Wako M. Reduction malarplasty. Plast Reconstr Surg. 1997;100:461–7.

[14] Kim YH, Seul JH. Reduction malarplasty through an intraoral incision: a new method. Plast Reconstr Surg. 2000;106:1514–9.

[15] Lee JG, Park YW. Intraoral approach for reduction malarplasty: a simple method. Plast Reconstr Surg. 2003;111:453–60.

[16] Wang T, Gui L, Tang X, et al. Reduction malarplasty with a new L-shaped osteotomy through an intraoral approach: retrospective study of 418 cases. Plast Reconstr Surg. 2009;124:1245–53.

[17] Kim T, Baek SH, Choi JY. Reduction malarplasty according to esthetic facial unit analysis: retrospective clinical study of 23 cases. J Oral Maxillofac Surg. 2014;72:1565–78.

[18] Satoh K, Watanabe K. Correction of prominent zygomata by tripod osteotomy of the malar bone. Ann Plast Surg. 1993;31:462–6.

微创颧弓缩小术

第 19 章

Tae Sung Lee

要点

(1) 在面部骨骼轮廓整形手术领域，用微创手术改善轻度或边缘问题的需求增加。
(2) 常规的全尺寸颧骨降低需要全身麻醉，先前介绍的微创颧骨降低术缺乏稳定性和可靠性。
(3) 这里介绍的"微创颧弓缩小术"适用于寻求既损伤小又安全的患者，尤其适用于主诉面中部宽、颧弓突出，而颧骨体部隆突不明显的患者。
(4) 在局麻下，通过颞部和鼻角切口，将颧骨体和颧弓完全截断。将颧骨块向内移位，用金属固定器在颧弓做坚固固定。
(5) 术后恢复快、肿胀轻，骨块稳定无移位。
(6) "微创颧弓缩小术"是颧弓突出小、寻求微创手术患者的适应证，采用坚固固定使预期效果和可靠性得到保证。

引 言

颧骨降低术很流行，尤其在亚洲人中，广泛应用于颧骨突出致面部轮廓宽的患者[1-5]。面部外形宽是由颧骨体或颧弓向外突出造成的。常规颧骨降低术的处理主要针对颧骨体突出，而对颧弓的变化关注较少[6-11]。因此，对于只是颧弓向外突出而没有颧骨体部隆突的面部外形宽的患者，采用常规颧骨降低术可能是不恰当的，并且创伤过大。

大多数颧骨降低术的方法采用口内入路[1, 3, 7, 8, 12, 13]，口内入路比较利于隐蔽瘢痕和直接暴露手术区，然而，它必须在全身麻醉下进行，以确保手术期间气道通畅。现今越来越多的人要求用更简单易行的方法来改善面部轮廓。为了满足这些要求，已有研究报道了经

Gillies 颞部入路或耳前小切口，不需要口内切口完成的颧骨降低术。然而，由于缺乏牢固固定，这些"微创"方法的主要弱点有手术效果不可预测和不稳定，并可能发生骨不连。"微创颧弓缩小术"是降低向外突出颧弓的有效手术方法，是一种简单可靠的方法，同时减少了其他颧骨降低术的缺点[1]。

患者评估

必须通过体格检查和影像学资料（包括临床照片、头颅测量、全景照片以及三维CT片）全面分析患者情况。术前应明确面神经麻痹程度及颞下颌关节异常情况。单纯的颧弓突出而不伴有颧骨体部隆突的患者是微创颧弓缩小术的适应证。

手术方法

手术采用静脉镇静加局部麻醉，含 1% 利多卡因和 1 : 100 000 肾上腺素溶液注入设计好的切口。首先切开鬓角切口，进入颧弓后部。此时，由于切口邻近面神经的额支，应仔细加深切口到达颧弓骨膜层，锐性切开骨膜，骨膜下剥离显露截骨和固定部位。使用往复锯，在关节结节前完全截断颧弓[1]。

在颞区另做一切口长约 2 cm，位于颞发际线后约 2 cm、耳轮根部上方 5 cm 处。切口深至颞肌显露，经颞深筋膜深层与颞肌之间的层次向下钝性剥离，至颧骨体颞突的上缘深面。用骨膜剥离子剥离颧骨体颞突深面的骨膜，用另一只手仔细触诊引导，用 J 形往复锯进行完全截骨，完成截骨后颧骨体浅面的骨膜仍保持完整（图 19.1 和图 19.2）[1]。

颧骨体截骨后，通过鬓角切口可以观察到颧弓的动度。在所有截骨完成后，根据术前计划将颧弓内推重新定位好。在截骨端边缘用磨钻磨平，避免触摸到骨性台阶。将截骨边缘磨削圆钝后，将颧弓用预成型三孔线性钛板和螺钉牢固固定[3]，保证截断后的颧弓骨段能够对抗附着肌肉产生的向下和旋转力量（图 19.3）[1]。

技术要点

（1）鬓角入路切开皮肤后，皮下脂肪层建议采用钝性分离，而不是使用电刀或锋利的剪刀，以避免损伤面神经额支。

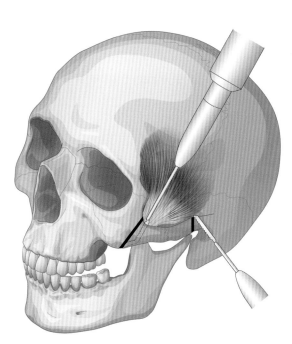

图 19.1　微创颧弓缩小术图解。首先，用往复锯经鬓角切口做颧弓截骨。然后，用 J 形往复锯经颞部切口做颧骨体截骨

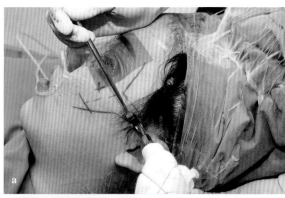

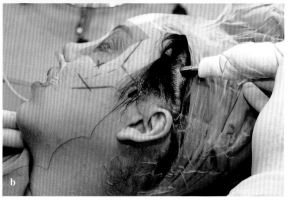

图 19.2　微创颧弓缩小术的术中照片。经鬓角切口做颧弓完全截骨（a）。经颞部切口做颧骨体截骨，颧骨体浅面的骨膜保持完整，以避免骨段移位（b）。所有的截骨完成后，经鬓角切口将颧弓用金属固定器坚固地固定

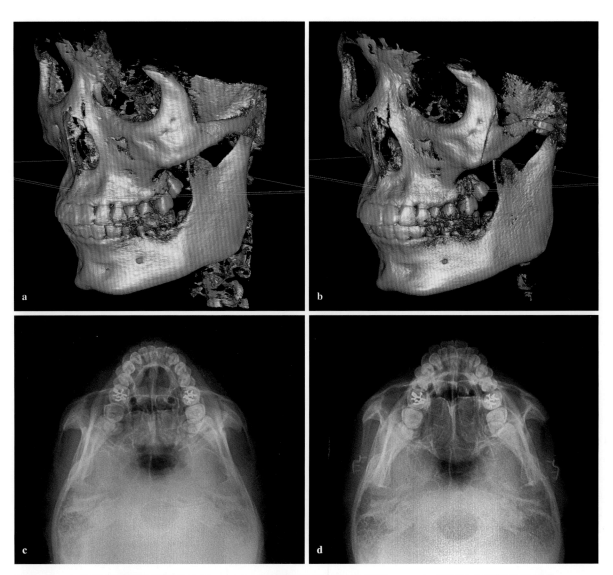

图 19.3　术前和术后影像学研究比较。a、b. 术前和术后三维 CT 图像；c、d. 术前和术后颧弓 X 线片

（2）即使颧骨体部截骨已经完成，也必须先确认颧弓确实有动度再取出锯子，因为如需再锯，很难将锯子准确地放入先前的截骨线[1]。

（3）对颧弓突出始于关节结节之后的病例，在截骨后段附加磨削将有助于取得更好的效果[14]。

（4）患者可在手术当天出院。术后 2 周进软食。术后约 6 周内，应避免手术部位的创伤或直接按压。

案例研究

案例 1

患者男性，28 岁。颧弓向外突出，行微创颧弓缩小术，同时行下颌角成形术。颧骨突出有效地改善，缩窄了面中部宽度，面部轮廓变得平滑（图 19.4）。

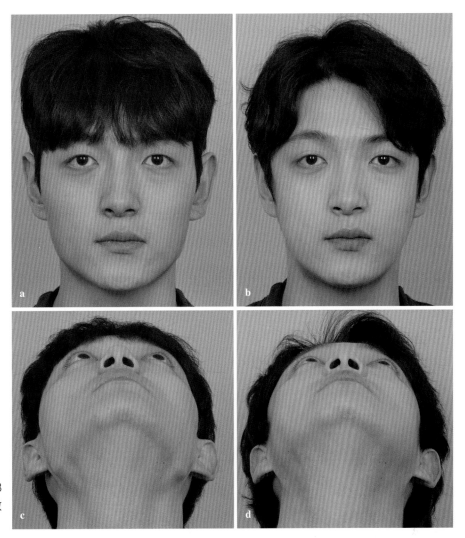

图 19.4 患者男性，28
岁。a、c.术前；b、d.微
创颧弓缩小术后 4 个月

案例 2

　　患者女性，21 岁。面中部向外突出，行微创颧弓缩小术，同时注射肉毒毒素治疗咬肌肥大。
将颧弓向外突出的部分缩窄，面部轮廓变得瘦长平滑，更显女性容貌（图 19.5）。

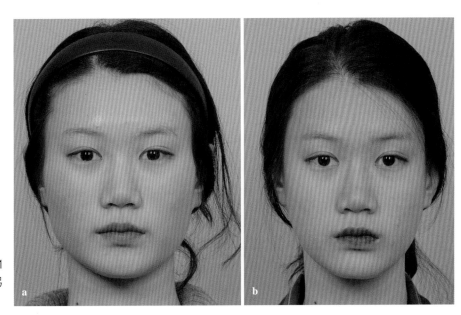

图 19.5 患者女性，21
岁。a.术前；b.微创颧弓
缩小术后 3 个月

并发症与处理

————————•————————

作者医院以往的研究显示，微创颧弓缩小术全都是在门诊进行的，没有任何明显的即时并发症，如意外出血或任何程度的神经损伤[1]。所有患者均无须住院治疗。其他并发症，如面神经麻痹、血肿、感染、骨不连或愈合不良，在同一研究中自始至终均无报道。

同时，根据患者自己报告，接受微创颧弓降低术的患者约有 10.6% 对手术效果不满意[1]，主要抱怨颧骨体部仍有突出。然而，大多数不满意患者在术前都拒绝医师推荐的全麻下行全范围颧骨降低术。所有对手术效果主观不满意的患者后来都接受了常规颧骨降低术，并都获得满意的结果[1]。有几名患者术后发现颧骨体部隆突，是由于颧弓降低后颧骨体部相对显得突出。医师应该严格掌握微创颧弓降低术的适应证，避免二次手术，提高患者的满意度。

讨　论

————————•————————

颧骨隆突可分为颧骨体突出、颧弓突出或两者兼而有之[1, 3, 13, 15]。常规颧骨降低术通常关注颧骨体和颧弓，手术降低这两个部分[6-11]，然而，并非所有面中部宽的患者都有颧骨体突出，对作者医院患者病历回顾性分析发现，单纯性颧弓突出比例约为 10%。

绝大多数常规颧骨降低术的方法通常有两个手术入路，口内切口和经皮切口。然而，口内入路基本上都需要全身麻醉，以确保术中气道通畅，因为一定量的出血或术区冲洗生理盐水可以吸入气道，可能导致窒息致命[1, 16]。此外，软组织或面颊部下垂——颧骨降低手术的一个重要关注问题——就与口内入路的广泛剥离有关。有口内切口的患者在术后恢复期进食时还要小心注意，因可能发生切口污染。

单独颧弓突出而无颧骨体隆突的患者，要想从美学上改善面部轮廓，可以不必采用口内入路。对这种病例，可以做一种更简单的手术，不需要全身麻醉，并且可以避免前述与口内入路有关的并发症。同时，所有之前报道的不经口内入路的"微创"颧弓降低术都没有采用坚固固定[16, 17]，截骨后的颧骨块向下移位是术后难以预料的并发症之一，可以导致骨块畸形愈合或骨不连。由于这些原因，本文介绍的微创颧弓缩小术采用了经鬓角切口做颧弓坚固固定的方法[1]。坚固固定使截开的骨段能抵抗由咬肌作用引起的下拉及旋转力，并保持长期的稳定性。此外，通过使用预成型钛板，可以使两侧颧弓相等地移动定位，也可以通过使用不同型号的预成型钛板使颧弓进行不等量地移位，很容易矫正不对称现象[1, 2]。

总而言之，处理宽面外观的患者需要仔细分类，从而确定患者是否需要颧骨体区域的降低。对精心筛选出的单纯性颧弓突出病例，微创颧弓缩小术提供了一种更简单的术式来改善面中部外观，效果可靠、可预测，并容易在门诊实施。

参考文献

[1] Park S, Kim DH, Kim T, Lee TS. The mini-zygoma reduction surgery: a simple and reliable approach for midface narrowing. J Craniofac Surg. 2016;27:1298–301.

[2] Yang DB, Park HS, Park CG. Technical refinements of infracture for the zygomatic body and arch reduction. Aesthet Plast Surg. 1998;22:380–90.

[3] Lee TS. Standardization of surgical techniques used in facial bone contouring. J Plast Reconstr Aesthet Surg. 2015;68:1694–700.

[4] Experience in East Asian MX. Facial recontouring: reduction malarplasty and mandibular reshaping. Arch Facial Plast Surg. 2010;12:222–9.

[5] Morris DE, Moaveni Z, Lo LJ. Aesthetic facial skeletal contouring in the Asian patient. Clin Plast Surg. 2007;34:547–56.

[6] Wang T, Gui L, Tang X, Liu J, Yu D, Peng Z, Song B, Song T, Niu F, Yu B. Reduction malarplasty with a new L-shaped osteotomy through an intraoral approach: retrospective study of 418 cases. Plast Reconstr Surg. 2009;124:1245–53.

[7] Kook MS, Jung S, Park HJ, Ryu SY, Oh HK. Reduction malarplasty using modified L-shaped osteotomy. J Oral Maxillofac Surg. 2012;70:e87–91.

[8] Ma YQ, Zhu SS, Li JH, Luo E, Feng G, Liu Y, Hu J. Reduction malarplasty using an L-shaped osteotomy through intraoral and sideburns incisions. Aesthet Plast Surg. 2011;35:237–41.

[9] Kim YH, Seul JH. Reduction malarplasty through an intraoral incision: a new method. Plast Reconstr Surg. 2000;106:1514–9.

[10] Hong SE, Liu SY, Kim JT, Lee JH. Intraoral zygoma reduction using L-shaped osteotomy. J Craniofac Surg. 2014;25:758–61.

[11] Qiu S, Gui L, Wang M, Chen Y, Niu F, Liu J, Liu W, Zhang Y. Biomechanical analysis of reduction malarplasty with L-shaped osteotomy. J Craniofac Surg. 2012;23:749–54.

[12] Onizuka T, Watanabe K, Takasu K, Keyama A. Reduction malar plasty. Aesthet Plast Surg. 1983;7:121–5.

[13] Yang DB, Chung JY. Infracture technique for reduction malarplasty with a short preauricular incision. Plast Reconstr Surg. 2004;113:1253–61. Discussion 1253-1262.

[14] Lee TS. The importance of shaving the zygomatic process during reduction malarplasty. Int J Oral Maxillofac Surg. 2016;45:1002–5.

[15] Nagasao T, Nakanishi Y, Shimizu Y, Hatano A, Miyamoto J, Fukuta K, Kishi K. An anatomical study on the position of the summit of the zygoma: theoretical bases for reduction malarplasty. Plast Reconstr Surg. 2011;128:1127–38.

[16] Rhee DY, Kim SH, Shin DH, Uhm KI, Song WC, Koh KS, Choi HG. Lateral facial contouring via a single preauricular incision. J Plast Reconstr Aesthet Surg. 2012;65:e205–12.

[17] Lee JS, Kang S, Kim YW. Endoscopically assisted malarplasty: one incision and two dissection planes. Plast Reconstr Surg. 2003;111:461–467; discussion 468.

面中部假体增高术

Jongwoo Lim

要点

(1) 面中部增高可以使亚洲人面部更饱满均衡。

(2) 最常用的增高术是增高鼻旁区和眶下区。

(3) 亚洲国家由于文化背景的原因，面中部增高术通常是在鼻旁区，而极少在颧突区。

(4) 假体材料包括硅胶和多孔聚乙烯等。自体脂肪移植可替代假体材料，但增高有限，且细胞存活有不确定性。

(5) 由于吸收的原因自体骨移植很少使用。

(6) 假体用螺钉固定不仅防止假体移动，而且还防止假体与骨骼之间留有间隙。

引　言

在亚洲面中部增高术比颧骨降低术少得多。颧骨降低术主要是减少面部宽度。与此相比，面中部增高则着重增加面部前后方向的高度，使面部更立体。鼻两旁和眶下区是最常见的增高部位。所用的假体材料有硅胶和多孔聚乙烯等。自体脂肪移植或软组织填充物也可植入增高，但存在结果难以预测、供区损伤等局限性。对于面中部骨骼增高，像硅胶和多孔聚乙烯（Medpor®）这样的假体植入材料比脂肪移植的效果更持久可靠。但假体也有缺点，如炎症、移位和异物感觉不适等。

在 20 世纪 60 和 70 年代，开始使用异体假体来修复或改善面部骨骼轮廓，如用硅橡胶或固体聚乙烯重建创伤、烧蚀后或先天性缺损。到了 20 世纪 70 年代和 80 年代，Ed Terino、Bob Flowers 和 Linton Whitaker 发现用异质成形材料增高骨骼作为重要面部美容方法的潜力。他们采用远隔切口，将生物相容性材料放置在血运丰富的软组织下，开发出可靠的改变面部骨骼轮廓的新技术 [1]。

用于面中部骨骼增高的材料主要是硅胶和多孔聚乙烯。这两种材料具有不同的特点，因此医师应了解其特征并选择合适的材料。

硅胶假体具有以下优点：容易用蒸汽或辐射消毒，可以用剪刀或手术刀雕刻，可以用螺钉或缝线固定。硅胶假体未见报道过临床反应或过敏反应。由于表面光滑，软组织不能向内生长，很容易取出。硅胶假体的缺点包括：可能导致骨床吸收，如果不固定在底层骨骼，有移位的可能，当其包裹的软组织较薄时，可能显露其纤维包膜囊。

聚乙烯是一种简单的乙烯单体碳链。用于面部假体的聚乙烯是多孔的，材料内孔隙介于 125 μm 和 250 μm 之间。这种多孔性允许纤维组织长入假体表面。假体的孔隙既有优点也有缺点，软组织长入，减少了假体移位和侵蚀底层骨的倾向，孔隙也使假体具有一定的可塑性和适应性；然而，孔隙会使软组织黏附于假体，增加了植入的困难，并需要制备比光滑假体更大的腔隙。软组织长入也使取出假体较为困难。

在我们机构，由于硅胶易于操作、固定和取出，所以我们更愿意用硅胶假体来增高鼻旁和眶下区，而不用多孔聚乙烯，另外，硅胶假体既便宜又容易买到。

患者评估与咨询

体格检查是术前评估和设计的最重要根据。在讨论美学关注和希望达到的目标时，与患者一起查看照片很有帮助。大多数美容增高手术不需要术前放射学评估。一般来说，假体的大小和放置的位置是根据医师的审美判断确定的。但是，在特定的情况下，如经手术改变或创伤畸形的骨骼，就需要做头影测量 X 线片和 CT 扫描检查，以便从不同的平面和三维角度观察骨骼。

大多数面中部增高术是为了增加患者的容貌美观，这些患者的骨骼关系一般都在正常范围。面中部发育不良是一种常见的面部骨骼变异。这类患者的咬合通常是在正常范围，他们希望增加平坦或凹陷区域的容积，有更均衡的面部外观。鼻旁凹陷使鼻唇沟更显加深，给人以苍老的印象 [2]。平坦的眶下区常伴有颧骨突出，使人显得苍老。因此，初次咨询患者时，医师应仔细检查这两个区域的体积状况。面部骨骼轮廓整形术可以显著改变面部形态，而辅助增高术可有效地使侧面轮廓更均衡和谐。

侧面像分析可以发现眶下和鼻旁区的凹陷或隆突。由于侧面观的凹面脸型显现出老年的外观，所以经常需要增加面中部容积，使面中部变为凸面脸型，呈现年轻的外观。鼻旁区异质成形材料的植入可以直观地模拟 LeFort I 前

徙的效果。梨状孔边缘垫高增加了鼻基底的凸度，并打开了鼻唇角，由于深部垫高也使鼻唇沟变浅。

手术方法

（1）面中部假体增高整形术可在局麻加镇静或全麻下进行。通过口内入路放置假体时，采用全麻气管插管可以确保气道安全和口腔无菌准备时的安全。

（2）与面部骨骼轮廓手术一样，做口内前庭沟切口。切口应该留有足够的唇状软组织袖以便黏膜严密缝合。由于假体为异物，防水性严密缝合非常重要，以防止假体周围污染和炎症。

（3）鼻旁增高术通过口内唇龈沟上方约 1 cm 处的切口进行。切口的近中端延至梨状孔外侧缘，而不是直接在假体上面切开。眶下增高术是通过唇龈沟上方约 1 cm 处、从尖牙到第二前磨牙的口内切口进行（图 20.1）。

（4）骨膜下剥离显露要增高的区域，注意识别和保护眶下神经。剥离范围很重要，因为剥离太宽会产生较大无效腔，导致血清聚集而发生感染，而剥离过窄又会引起假体扭曲（图 20.2）。

（5）选择合适大小的假体是手术成功的最重要因素，将备选假体置于皮肤表面检查其大小和轮廓很有帮助。

（6）选定假体后，用手术刀或剪刀雕刻，调整假体的尺寸和表面以适合增高的区域。碘伏溶液冲洗假体，通过口内切口植入。

（7）假体的正确放置是另一个重要因素。在鼻旁增高术中，如果假体的内侧缘距梨状孔太远，增高效果就差，并会形成不自然的分界。相反，如果假体位于梨状孔内，则可能阻塞鼻腔气道并扭曲鼻孔形状。

（8）在眶下区增高术中，假体放置应尽量靠上，以确保合适的增高，但要离开眶下神经

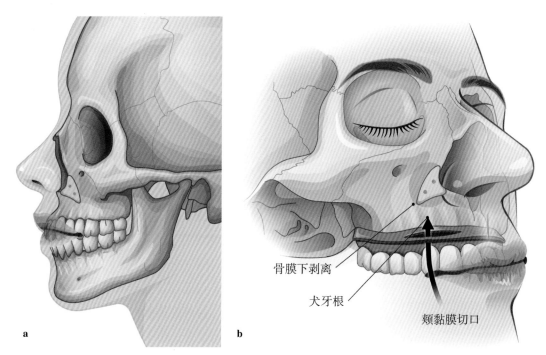

图 20.1　鼻旁增高。注意，口内切口位于上颌唇龈沟上方约 1 cm 处。骨膜下剥离暴露增高区域，保护眶下神经。建议用螺钉做两点固定以防止假体旋转，螺钉固定时，应避开尖牙牙根

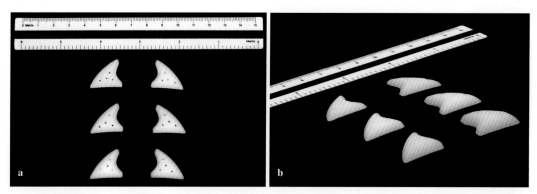

图 20.2　鼻旁增高假体。ID 医院使用的假体，材料为硅胶，三角形，内侧边缘呈凹形与梨状孔缘吻合，厚度一般在 2~6 mm

以保证面中部的感觉（图 20.3）。

（9）在用螺钉固定之前，最好通过体表视诊和触诊，检查增高的效果和对称性。

（10）一般而言，建议至少用螺钉做两点固定，以防止假体旋转，并确保预期的效果。用螺钉固定假体时，应避开尖牙牙根。

（11）用大量生理盐水稀释的碘伏溶液冲洗后，仔细止血，因为即使有少量血肿也可能引起假体周围感染（图 20.4）。

（12）最后，用 4-0 Vicryl 严密缝合关闭伤口。

技术要点

（1）正确选择假体和植入到位是成功的基石。

（2）剥离的范围应尽量少，但不要太小而扭曲假体。

（3）用螺钉两点固定使假体位置稳固。

（4）清洁术野和控制出血是预防感染的重要措施。

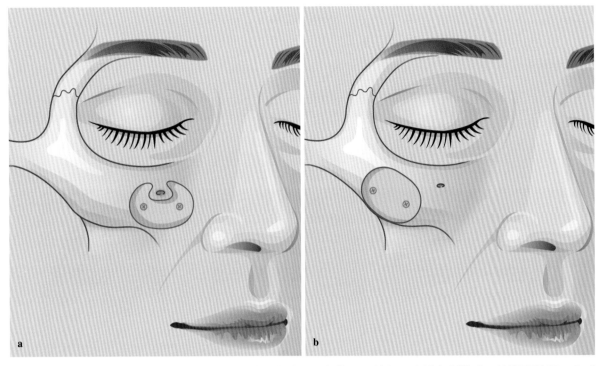

图 20.3　眶下区增高。a. 在骨膜下剥离过程中注意鉴别和保护眶下神经。为避免刺激或压迫眶下神经，应对假体上缘进行修剪。雕刻假体的后面，以消除其与颧骨前面之间的无效腔。假体用钛钉两点固定；b. 假体可放置在颧骨体上以增加最大颧突点

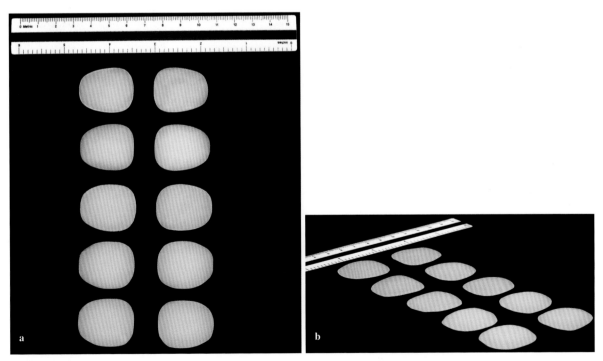

图 20.4　眶下区增高假体。ID 医院使用的假体：材料为硅胶，形状与鼻旁假体不同，卵圆形到矩形，圆边，厚度为 2~6 mm

案例研究

案例1

患者男性，25岁，计划行颧骨降低和V-line手术，但患者梨状孔和鼻旁区凹陷。因此，与颧骨降低和V-line手术同期，使用5 mm厚硅胶假体做鼻旁区增高。术后2个月随访，鼻旁区增高效果满意，面中部呈凸面形态（图20.5）。

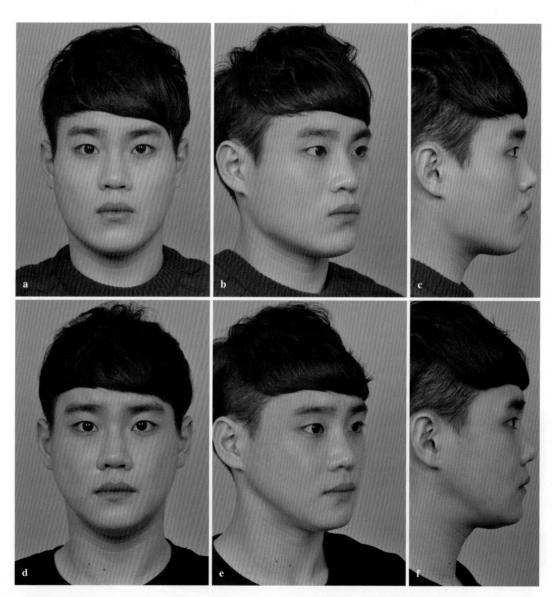

图20.5 患者男性，25岁，与颧骨降低和V-line手术同期，用5 mm厚硅胶假体增高鼻旁区。术后2个月随访，鼻旁区增高使面中部呈现凸面容貌，结果满意

案例2

患者女性，26岁，计划同时行眶下区增高和颧骨降低术。侧面像扁平，面中部凹陷，因此看起来比实际年龄显老。所用的硅胶假体厚度为4 mm。术后2个月随访，侧面观由原来的扁平凹面改善为凸面，患者对结果满意（图20.6）。

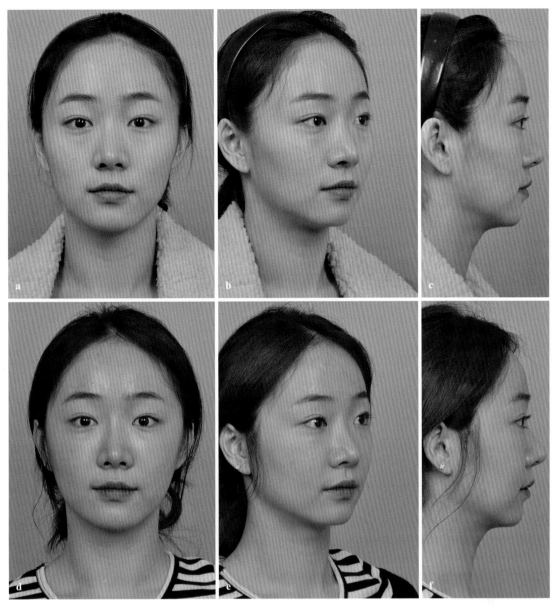

图 20.6　患者女性，26 岁，颧骨降低术同期行眶下区增高。硅胶假体厚度为 4 mm。术后 2 个月随访，侧面像由平坦改善为凸面形态，结果满意

并发症与处理

感染

在动物模型中，体内异物的存在损害了细菌清除能力，从而降低了金黄色葡萄球菌的最小感染剂量。如果微生物不能从假体表面快速清除，它们首先通过非特异物理力量黏附到假体，然后在细胞外基质中聚集，形成特异的生物膜附着于假体。生物膜保护细菌免受宿主防御及抗生素的侵害。由于单用抗生素治疗通常无效，与假体有关的面部感染通常需要取出假体、应用抗生素和适当的伤口处置来治疗。

感觉障碍

面中部假体增高术后的感觉障碍通常是由于

假体压迫眶下神经引起的。植入前后清楚暴露眶下神经可避免神经压迫的问题。螺钉固定也很重要，因为假体的移位会导致神经的压迫或刺激。

假体移位

如果手术医师采用两点假体固定，假体移位的并发症非常罕见，除非螺钉松动或固定不起作用。假体移位的另一个危险因素为广泛剥离而未做适当固定。在不做固定的情况下，植入腔隙的剥离要恰与假体相适应以防止移位。

不对称

术后外形不对称并非并发症，而是一个令人不满意的结果，这是假体取出或重新安放手术最常见的原因。因此，手术医师应尽最大努力将假体放置对称，为此，在用螺钉最终固定前，建议直接观察和从表面触诊。

讨　论

骨骼与软组织增高

无论是软组织问题或骨骼问题都可能需要面中部增高，因此应根据各自的问题实施软组织或骨骼增高。然而，有时问题可以用更简单的方法解决。

自体脂肪移植和各种软组织填充剂注射可以有效地治疗由于老年性萎缩或下垂造成的软组织容积丢失，但对增加骨骼凸度的效果有限。脂肪注射对像鼻旁发育不良这样局部软组织缺陷的治疗效果有限。

与软组织增高相比，用异质成形移植物做骨骼增量可以对发育不良的面中部骨骼提供可预测的增高。可能发生移植物骨床的骨质吸收，但与颏区压力高引起的大量骨吸收相比，在面中部可忽略不计。

植入材料

用于面中部骨骼增高的假体材料应具有生物相容性。材料和宿主之间具有可接受的相互反应。宿主体内很少或根本没有酶能降解假体，因此假体可以保持其体积和形状。自体骨移植建立血运后，会有不同程度的改建和体积形状的改变，因此其最终形状和体积是很难预测的。

宿主在假体周围形成纤维囊，将假体与宿主隔离。能决定这种包囊性质的假体的最关键特质是其表面特征，表面光滑的假体产生光滑的囊壁，而多孔材料会有不同程度的软组织长入，形成的包囊远不够致密和完整。目前用于面部骨骼增高最常用且最容易购得的材料，是具有光滑表面的固体硅胶和多孔聚乙烯。

固定

面部植入假体应做固定。许多医师通过将其缝合到周围软组织或使用临时经皮穿出的缝线来固定假体。在做面中部增高时，强烈建议用螺钉固定假体于骨骼上，螺钉固定可以防止假体移动，并确保假体与骨表面贴合。假体的螺钉固定不仅防止假体移动，而且能够消除假体与局部骨骼之间的间隙，间隙可导致增高幅度的意外增加，并成为血肿和血清肿形成的潜在腔隙。

参考文献

[1] Yaremchuk MJ. Skeletal augmentation. In: Neligan PC, editor. Plastic surgery, vol. 2. 3rd ed. Seattle, WA: Elsevier Saunders; 2012. p. 339.

[2] Yaremchuk MJ, Israeli D. Paranasal implants-correct midface concavity. Plast Reconstr Surg. 1998;102:1676–84.

颧骨降低二次修整术

Jihyuck Lee

第 21 章

要点

(1) 颧骨降低术后不良结果的病因分为五大类：颧弓矫正不足、颧骨体矫正不足、颧弓和颧骨体矫正不足、颧骨不对称、颧骨错位。

(2) 为了足够缩窄面中部宽度，必须将颧骨复合体充分向内移位；为了降低斜位观颧骨突度，必须将颧骨复合体适当向后移位。应根据面部宽度和颧骨突度来评估是否存在矫正不足或再次手术的必要性。

(3) 在大多数情况下，二次手术可用口内入路。然而，当有数个骨折段和坚硬的软组织包膜时，可能需要冠状切口入路。

(4) 虽然颧弓青枝骨折不用固定，简单方便，但其结果难以准确控制，颧弓位置不稳定。颧弓不稳定可引起不对称和复发。

(5) 颧骨复合体固定不当可导致颧骨错位和面颊软组织下垂。坚固固定、骨接触面足够且新鲜是二次手术的关键。

引　言

颧骨降低术是一种流行的美容手术，用于面中部过宽和颧骨突出的轮廓整形[1-9]。有些患者抱怨术后效果不佳，希望重修颧骨轮廓。在亚洲远东区域，要求二次手术修整颧骨轮廓的病例逐渐增多。我们分析了不良结果的病因，并进行了二次颧骨降低术，纠正先前的手术问题。初次颧骨降低术后的主要问题分为五类：颧弓矫正不足、颧骨体矫正不足、颧弓和颧骨体矫正不足、颧骨不对称、颧骨错位[10-14]。

虽然颧弓青枝骨折不加固定的方法简便易行，但其结果难以准确控制，颧弓的位置不稳定，颧弓不稳定可能引起不对称和复发。最近，不做固定的微创颧骨降低术是导致不稳定和复发的主要原因之一[11, 12, 14]。

颧骨体截骨位置不当是矫正不足的最常见原因，如果截骨线位置太低，留下的颧骨体和眶缘仍可能形成颧骨隆突。截骨后颧骨块位置不当是矫正不足的第二常见原因，因此，术中固定前检查颧骨体的最终位置并确保其降低幅度足够。由于肌肉的牵拉，如果缺乏可靠的固定，可能导致颧骨体向外向下移位。颧骨体切除不足也相当常见，这是由于手术医师仅做了骨切开而不是骨切除。在做患者评估时，确定颧骨体部骨切除的量是至关重要的，在亚洲患者，一定量的骨切除通常也是必要的[2, 3, 8, 12-14]。

患者评估

通过临床检查和放射影像评价患者的面中部和颧骨形态，采用简单 X 线片和三维 CT 成像对颧骨形态和位置进行分析；形态学评估包括颧骨突度、面中部的宽度和颧骨复合体的位置。根据颧骨突出的程度和部位制订手术方案，包括颧骨体部骨切除的量、颧弓内推的量以及移位的方向[2, 12-14]。

手术方法

作者通过口内切口暴露颧骨体，通过鬓角1 cm 长的垂直切口暴露颧弓。剥离颧骨骨膜并切除瘢痕组织。取出上次手术使用的金属丝、钛板和螺钉。去除上次截骨间隙内和磨削部位的瘢痕组织。颧骨体和颧弓分别采用倒 L 形截骨和垂直线截骨。修整上次截骨线，确保骨与骨的接触。然后根据术前分析制订的手术计划，将截断的颧骨复合体移动到预计的位置，用钛板和螺钉固定颧骨体部和颧弓。颧弓前部的连接用中型钛板和螺钉固定，预成型的中型钛板可以缓解残余力量。在上颌骨的前面，用双桥钛板固定以增加强度。采用中型双桥钛板和预成型钛板，可以提高骨连接的强度，增进颧骨重新定位后的稳定性。

案例研究

颧弓矫正不足：面中部宽度缩窄不足

患者女性，27 岁，在其他诊所接受过颧骨降低术。她来我院门诊，主诉面部宽度没有缩窄。在颧骨体部上次截骨线的内侧做新的截骨，经鬓角切口切断颧弓。截断的颧骨向内侧压紧，用钛板和螺钉固定（图 21.1 和图 21.2）。

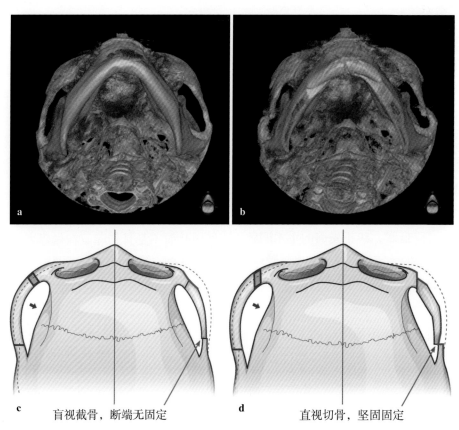

图 21.1 a、c.盲视截骨，无颧弓固定；b、d.直视截骨，颧弓坚固固定

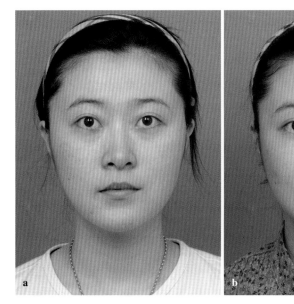

图 21.2　a. 术前正位；b. 术后正位

颧骨体矫正不足：斜位观颧骨突出

患者女性，26 岁，曾行不全骨折颧骨降低术，主诉颧骨体仍然突出。我们采用向内推压技术缩小了颧骨体。在不全骨折技术中，颧骨体的青枝骨折不能有效地降低过度突出的颧骨体。术后耳前区凹陷是常见的问题，原因是只有颧弓的后部向内侧移位。应用我们的技术，在颧骨体部做完全的 L 形截骨，可以有效地降低过度突出的颧骨体。因为可以自如地控制颧骨体和颧弓向内推压的幅度，所以能够实现均衡的颧骨轮廓（图 21.3 和图 21.4）。

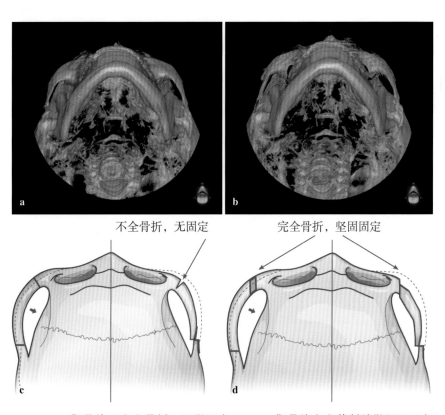

图 21.3　a、c. 颧骨体不完全骨折，不做固定；b、d. 颧骨体完全截断并做坚固固定

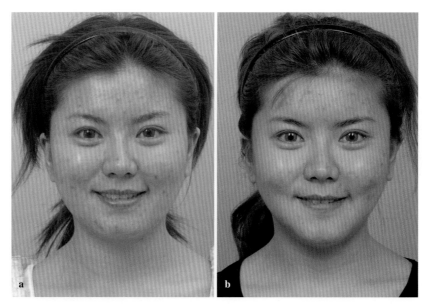

图 21.4　a. 术前正位；b. 术后正位

颧骨体和颧弓的整体矫正不足

患者女性，25 岁，曾经接受过颧骨降低手术，主诉颧骨仍然突出，面中部宽度没有缩窄。患者出于美容的缘由，要求再次做颧骨降低术。术中先在颧骨体部上次截骨的内侧进行新的截骨，然后经鬓角切口锯开颧弓。将截断后的颧骨向内推压并用钛板和螺钉固定（图 21.5）。

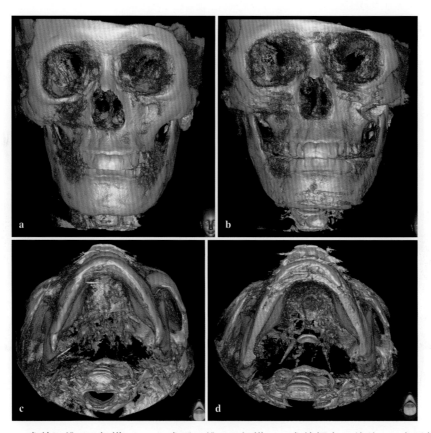

图 21.5　a、c. 术前三维 CT 扫描；b、d. 术后三维 CT 扫描；e. 术前颅底 X 线片；f. 术后颅底 X 线片

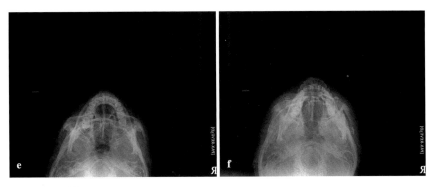

图 21.5 （续）

不对称：颧骨错位

患者女性，29 岁，因初次颧骨降低术后出现颧骨不对称和面颊下垂来我院就诊。右侧颧骨复合体由于错位而下移，左侧颧弓较突出，导致面颊下垂和颧骨不对称。术中沿原截骨线再次截开并修整骨断端，将右侧颧骨复合体向上、向内侧移位，用钛板和螺钉进行两点坚固固定。左侧颧骨体降低和颧弓内推较多（图 21.6）。

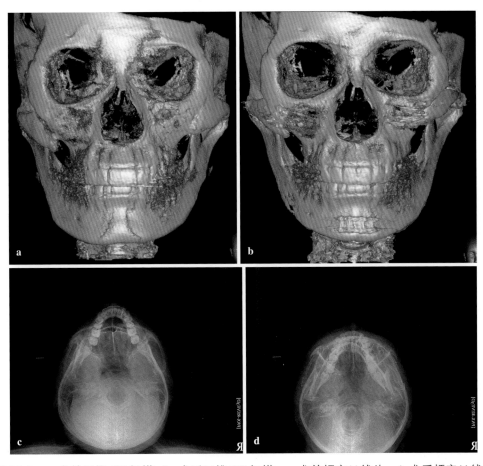

图 21.6　a. 术前三维 CT 扫描；b. 术后三维 CT 扫描；c. 术前颅底 X 线片；d. 术后颅底 X 线片

并发症与处理

二次颧骨降低术后最常见的并发症是上唇麻木和颞部疼痛。上唇麻木在 2~3 个月后消失；颧面神经损伤可引起眶外侧及颞部疼痛；颞肌肿胀和损伤引起暂时性颞下颌关节疼痛，很少有患者在术后 1 年仍有这种疼痛。为了有效地降低颧骨体，就不得不打开上颌窦前壁，上颌窦黏膜也必然受损。截骨时要仔细处理上颌窦前壁，并在固定时尽可能保持其完整，以免发生上颌窦炎。克拉维酸羟氨苄青霉素是预防和治疗鼻窦炎的首选抗生素。

讨　论

颧骨降低术的手术技术可分为三部分：入路、截骨和固定。二次手术采用冠状切口入路，是因为可以提供直视下的确切操作，但因为瘢痕长，年轻患者多不愿选择冠状切口[2]。以作者的经验，绝大多数二次手术的病例，口内入路的术野显露也足够（图 21.7）。冠状切口的绝对指征是颧骨断成多个无法控制的节段。在延迟性骨不连或骨段错位的情况下，强大的肌肉牵拉和坚韧的软组织牵制使颧骨不能重新定位，在这种情况下，必须经冠状切口充分显露术野并松解所有附着的软组织[12, 14]。

截断部位的骨不连可能会导致异响、疼痛和复发。骨不连的主要原因是固定不牢固；但也可由咀嚼和外伤造成的制动不足所引起。如果出现上颌和眼睛周围不明确的持续性钝痛应考虑到骨不连的可能，但确定诊断并不容易。一旦有临床疑似迹象，就需要明确诊断和必要的外科干预。处理的关键是要完全切除截骨间隙的瘢痕组织并暴露出新鲜骨断面。如果存在骨性缺损，必须进行适当的植骨。因此，与患者讨论骨移植的必要性及骨供区的准备是很重要的。

截骨部位的软组织凹陷罕见，但可能发生于皮肤薄的患者。骨间隙或骨性台阶可用骨移植或异质材料（如 medpor）修复。大多数轻度凹陷病例，更简单的方法是用脂肪或填充物注射掩盖之。

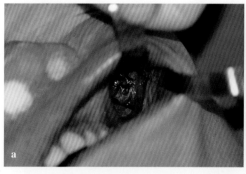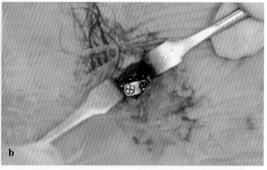

图 21.7　充分的骨接触和坚固固定。a. 用中型双桥钛板固定颧骨体；b. 用中型预成型钛板固定颧弓

参考文献

[1] Baek SM, Chung YD, Kim SS. Reduction malarplasty. Plast Reconstr Surg. 1991;88:53–61.

[2] Wang T, Gui L, Tang X, et al. Reduction malarplasty with a new L-shaped osteotomy through an intraoral approach: retrospective study of 418 cases. Plast Reconstr Surg. 2009;124:1245–53.

[3] Yang X, Mu X, Yu Z, et al. Compared study of Asian reduction malarplasty: wedge-section osteotomy versus conventional procedures. J Craniofac Surg. 2009;20(Suppl 2):1856–61.

[4] Lee KC, Ha SU, Park JM, et al. Reduction malarplasty by 3-mm percutaneous osteotomy. Aesthet Plast Surg. 2006;30:333–41.

[5] Yang DB, Chung JY. Infracture technique for reduction malarplasty with a short preauricular incision. Plast Reconstr Surg. 2004;113:1253e61. discussion 62–3.

[6] Mahatumarat C, Rojvachiranonda N. Reduction malarplasty without external incision: a simple technique. Aesthet Plast Surg. 2003;27:167–71.

[7] Lee JG, Park YW. Intraoral approach for reduction malarplasty: a simple method. Plast Reconstr Surg. 2003;111:453–60.

[8] Cho BC. Reduction malarplasty using osteotomy and repositioning of the malar complex: clinical review and comparison of two techniques. J Craniofac Surg. 2003;14:383e92.

[9] Kim YH, Seul JH. Reduction malarplasty through an intraoral incision: a new method. Plast Reconstr Surg. 2000;106:1514–9.

[10] Yang JH, Lee JH, Yang DB, et al. Prevention of complication and management of unfavorable results in reduction malarplasty. J Korean Soc Plast Reconstr Surg. 2008;35:465–70.

[11] Lee YH, Lee SW. Zygomatic non-union after reduction malarplasty. J Craniofac Surg. 2009;20:849–52.

[12] Baek RM, Kim J, Lee SW. Revision reduction malarplasty with coronal approach. J Plast Reconstr Aesthet Surg. 2010;63:2018–24.

[13] Yuji N, Tomohisa N, Yusuke S, et al. The boomerang osteotomy—a new method of reduction malarplasty. J Plast Reconstr Aesthet Surg. 2012;65:e111–20.

[14] Baek RM, Kim J, Kim BK. Three-dimensional assessment of zygomatic malunion using computed tomography in patients with cheek ptosis caused by reduction malarplasty. J Plast Reconstr Aesthet Surg. 2012;65:448–55.

颧骨降低术辅助软组织处理

第22章

Seungil Chung

要点

(1) 对亚洲人进行颧骨轮廓整形术时，应特别注意亚洲人的种族特征，其突出的高颧骨通常伴有上斜的眼睛以及肥厚的软组织。

(2) 在上斜的眼睛下方留有宽边，显得颧骨更高，尤其是在微笑时。肥厚的软组织和厚皮肤常在颧骨降低术后导致颊部下垂和鼻唇沟加深。如果进一步加重的话，面颊中部的脂肪和皮肤下垂会导致下颌赘肉发生。

(3) 为了使面中部轮廓更满意，经过深思熟虑，采用某些辅助手术并圆满完成之，在某些情况下比单独行颧骨降低术有相同或更好的最终效果。这些辅助手术中最具代表性的"两大手术"包括外眦成形术和面中部提升术。

(4) 将这些手术组合在一起有几个优点。一是附加眶周入路能够去除眶下外侧缘的残余隆突，这将有助于精细雕塑眶周区，包括颧骨上部的骨骼轮廓。另一个优点是，改正了蒙古人种样眼睛上斜，减小了眼睛下方的宽边，使得高颧骨不那么明显，尤其是在微笑时。此外，由于截断的颧骨复合体向上内移位和面中部提升术，最大限度地阻止了软组织下垂。

(5) 外眦降低成形术联合颧骨降低术的手术方法分为两部分。其一是经口内和耳前入路，采用L或高位L形截骨的方法，实施标准颧骨降低术。其二是外眦降低成形术，需要时结合眶外下缘隆突降低术。

(6) 对于接受面部骨骼轮廓整形术且相对年轻的亚洲患者，采用弹性线面中部提升术是首选方法。

引　言

作为外科医师，我们先要诊察要求做颧骨降低的患者，然后用我们最好的技术和方法实施手术，并希望获得令人高兴的美容效果。但有时我们并不能取得让手术医师和患者都满意的结果，出现问题可能的原因之一是面中部的软组织结构。虽然颧骨降低术能有效地改善面中部轮廓，但一些软组织手术，经慎重考虑后采用并圆满完成，比单独做颧骨降低术的最终效果更好。近年来，我们注意到更多的具有诸如单眼睑、小睑裂和高颧骨等特征的患者，要求颧骨整形，他们的颧骨区域的软组织趋向肥厚，甚至更厚。为使面中部轮廓整形圆满成功，应特别注意蒙古人种样睑裂上斜和颊部软组织。例如，一些伴有眼睛上斜或软组织肥厚的亚洲患者，即使手术没有任何问题，对单纯颧骨降低术的效果会不十分满意，甚至要求进一步手术（图 22.1）。

原因主要有两个，一是因为轮廓修整手术的注意力主要集中在颧骨体和颧弓的位置上，而常常忽略了眶周的形状，这包括蒙古人种样睑裂上斜、眶缘突出和面颊软组织丰富。结果，仍然存在的上斜眼睛之下留有宽边，在高颧骨衬托下变得更加明显，尤其是在微笑时。虽然按

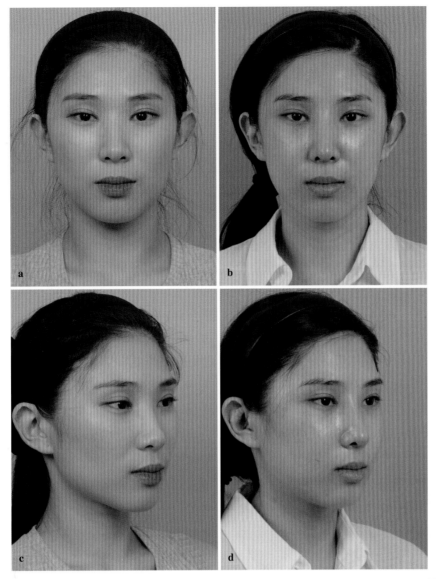

图 22.1　标准 L 形截骨颧骨降低术后效果不良例子。患者颧骨突出伴眼上斜，曾行标准 L 形截骨术。虽然从 3/4 斜位观察，颧骨突出得到有效降低，但患者抱怨正面观眼睛下方仍然有宽边。因此，希望进一步改善。单独行外眦降低成形术，使外观变得柔和

照西方的审美标准，以颧骨高耸、眉毛向外上高挑，再加上蒙古人种样上斜睑裂为美为年轻，但亚洲人的审美标准并不是这样，而是认为这些表现给人以强势和好斗的印象。因此，近年来，为了使面中部轮廓变得更美更平滑，外眦降低成形术也同颧骨降低术一起，广泛施行于亚洲人。

笔者认为一次进行这两种手术有几个优点。一是通过外眦成形术的眶周入路，能降低遗留的眶外下缘隆突，这将有助于精细修整眶周区包括颧骨体上部的轮廓；另一个是，改变蒙古人种样睑裂上斜使眼下方的宽边变窄，使得高颧骨不那么明显（图 22.2）。

软组织肥厚和厚皮肤经常导致面颊下垂和鼻唇沟加深。面颊中部的脂肪和皮肤下降会导致下颌赘肉[1-3]。从微创激光年轻化到创伤最大的传统面部上提术，有许多手术可用于纠正软组织下垂。然而，接受颧骨降低术的患者通常是年轻人[4-6]，因此，我们更愿意采用弹性线提升（Elasticum®，Korpo SRL，Genova，Italy），尽管它有局限性。

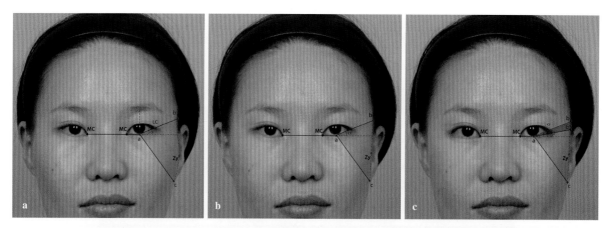

图 22.2　模拟颧骨降低术后的外眦下降成形术。这种模拟可以显示外眦垂直下降和水平延长是如何通过减少眼下的面积，使高颧骨变得不明显的。比单纯的颧骨降低术（a-b-c）减少了 9.2% 的颧骨表面积（a-b'-c）。通过实际的整形手术，我们可以验证 zyR 和 LLC 组合的有效性。这种模拟也可向患者展示可能发生的变化

患者咨询与评估

术前评估

常规拍照、放射学检查包括颧弓位和三维 CT 片。综合评估整个面中部结构是确定是否联合手术的关键，包括颧骨突度、眶下缘突度、眼球与眶缘间关系、外眦角度和覆盖的软组织情况。

术前仔细检查并讨论患者坐位的眶周形态，包括外眦倾斜和眶外下缘突度，以确定外眦垂直下降的高度和睑裂开大的长度。通过 3/4 斜位的三维 CT 片，评估外侧眶缘突出的程度和位置，以确定眶缘磨削降低多少。特别是眼球凹陷眶缘发达的患者，磨削降低应比预期的更多。

还应检查下睑本身的松弛度，术前做捏弹试验和术中做下睑牵拉测试都是检测下睑张力有用的方法。这些信息可以用来确定是做外眦固定术还是外眦成形术更有利于恢复下睑支撑，防止发生与眼睑位置不良有关的术后并发症。同样，手术前也应注意眼球的突出度，因为它关系到最佳的外眦悬吊缝线位置。尤其是有轻微突眼患者，外眦缝合位置应高一点，以防止巩膜显露。

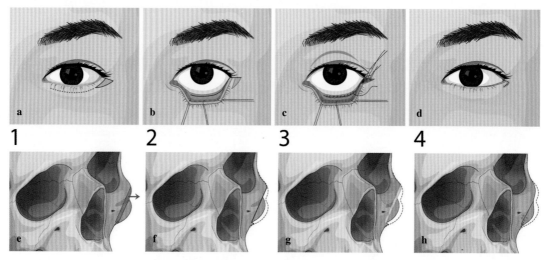

图 22.3　辅助手术 1 的略图：外眦下降成形术联合颧骨降低术。a~d. 轮廓整形全部完成后，将分离的下睑板外侧端朝着下外侧方向固定到眶外侧缘的骨膜上（外眦下降成形术）。连带部分外眦韧带的外眦固定和新外眦点向下移位改变了眼睑的斜度；e~h. 将颧骨体后推降低后，再磨削降低突出的眶外缘

患者筛选

外眦降低成形术（LLC）

主要的适应证是伴有睑裂上斜的颧骨隆突。禁忌证是急性或慢性鼻窦炎和骨性孔道系统阻塞，此外，外侧眶缘隆突包围着小眼球（眼球凹陷但眼眶边缘发育良好）的病例应排除，因为外眦降低术（lowering lateral canthopexy，LLC）效果可能不佳，并且可能造成睑球分离。还应特别注意，将眼球显著突出的患者排除在外，以免造成巩膜显露。

在选中的患者中可能有适合同时做眶外下缘降低术的指征。

面颊提升术

了解患者的年龄，评估其直坐位时面部脂肪的容积和皮肤弹性后，可筛选皮肤软组织下垂的高危人群如下：①年龄超过40岁。②面颊脂肪肥厚。③皮肤薄而松弛。上述评估必须在术前进行，因为一旦患者躺在床上，软组织分布就会改变。然后，在患者面部标记脂肪去除区、软组织下垂区和提升设计。

手术方法

外眦降低术联合颧骨降低术（LLC-Zy）

LLC-Zy整形手术涉及两个有时是三个基本操作，包括高位L形截骨、眶外下缘磨削（如果必要的话）及外眦重新定位（图22.3和图22.4）。在全身麻醉下，患者颈部伸长仰卧位，设计患者的颧骨轮廓。两种眶周入路的选择根据是：是否需要切除下睑多余的皮肤或是否有睑外翻的倾向。当需要切除下睑皮肤或预料LLC后有可能外翻时，使用睑缘下切口。结膜入路可以更好地隐藏瘢痕。连续外眦斜行切口从外眦开始，根据上睑外侧与外眦间的斜度向外下方向延伸，切口长度通常为3~4 mm。然后通过眶隔前间隙向眶下缘进行分离。识别眶下神经和颧面神经很重要，其中，注意保护眶下神经。但要使颧骨内侧斜行截骨靠近眶外缘，颧面神经牺牲可能就难以避免了。当与LLC手术联合进行时，这种高位L形截骨是优选的方

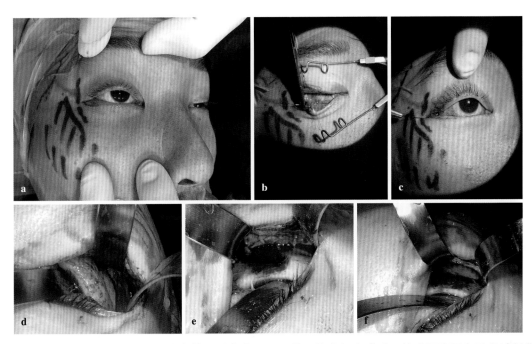

图22.4 临床照片展示了LLC-Zy轮廓整形手术步骤。眶外下缘降低完成后，外眦下降固定手术过程分为几个步骤。用Senn拉钩和脑压板拉开下睑和眶内容物

法。这种技术与常规 L 形截骨术的主要区别在于斜行截骨线的部位，即该斜线更靠近眶外侧缘，而常规 L 形截骨的内侧斜行截骨线则位于颧面神经孔的外侧，以避免该神经的损伤。以同样的方法进行颧骨降低术。骨膜下剥离游离下睑和面中部软组织（绿色显示剥离区域）。重要的是消除任何可能的干扰并检查过渡区，特别注意避免任何眶周软组织损伤。

所有的轮廓整形完成后，用 5-0 不可吸收尼龙线将下睑板已分离的外侧端向外下方向（通常在瞳孔下缘水平），缝合固定到眶外侧缘的骨膜上。重要的是要确保新外眦角与预期的一致，并且保持眼球和睑结膜之间的适当接触，防止下睑外翻。然后拉出结膜瓣末端，缝合至外眦角皮肤。沿下睑睫毛做小切口，去除外眦周围的猫耳样多余皮肤，缝合伤口。

弹力线面中部提升联合颧骨降低术

在我们所做的弹性提升术中最重要的是掌握好线的穿出点和折返点。首先，沿颊部软组织隆起周围画线；其次，标记最大隆起点；再次，标记最大隆起远端的线穿出点，记住穿刺针在皮下行进的深度和牵拉方向。

单独行弹性提升术采用静脉镇静，同时联合面部骨骼轮廓整形术则需全身麻醉。用 2% 利多卡因加 1:100 000 肾上腺素做头皮切口浸润注射，在耳轮最高点水平用 15 号刀片做两个垂直穿刺切口，然后用尖蚊式钳分离深达颞筋膜。用 Owl 将弹性线固定于颞深筋膜，用蚊式钳夹住弹性线的末端，防止拉入组织内，然后，将 JANO 针®自线游离端对面的切口穿入，穿过皮下组织

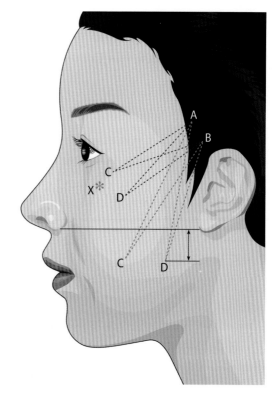

图 22.5 辅助手术 2 的略图：面中部弹性提升联合颧骨降低术。A 和 B 点画在发际线内的颞区下部，画鼻翼基底外侧缘与耳垂根部的连接线。我们画了 C 和 D 点，颧脂肪垫区域（距 X 点 1 cm，外眦下 2 cm）

深层，在目标点穿出，注意不要把针完全拔出。针上有五个刻度，每个刻度间隔 5 mm，这样医师可以调整从出针点到实际提升组织的距离。将针拔到显示最后一或两个刻度，将弹性线尽可能多地从出针口拉出。然后将针倒转，朝着线游离端所在切口的方向，针的后尖变为前尖，穿过皮下深层，从线游离端所在的切口完全拔出。这时，用适当的力量拉紧弹性线，查看提升层次是否合适，提升作用没有导致任何凹坑、凹陷或软组织褶皱。弹性线在张力下打结，深埋线结不使暴露。同法行对侧手术。两个穿刺切口用 4-0 尼龙线缝合（图 22.5）。

案例研究

案例 1

22 岁女性，术前表现颧骨突出伴睑裂上斜。正位照片示，面部不对称和外侧巩膜三角小（因

为陡峭的蒙古人种样睑裂上斜）。斜位观发现，颧骨体 45°角严重隆突，颧骨区软组织肥厚。先行高位 L 形截骨颧骨降低术（颧骨体切除 5/6 mm，后退 3/4 mm，颧弓内推 4/5 mm，颧弓后部都进行磨削）。再行蒙古人种样睑裂上斜外眦降低术，双侧眼睑外眦下降 2 mm，向外延长 3 mm。术后 5 个月，突出的颧骨降低，蒙古人种样睑裂上斜变得不再那么陡峭，外侧巩膜三角得到扩大（图 22.6）。

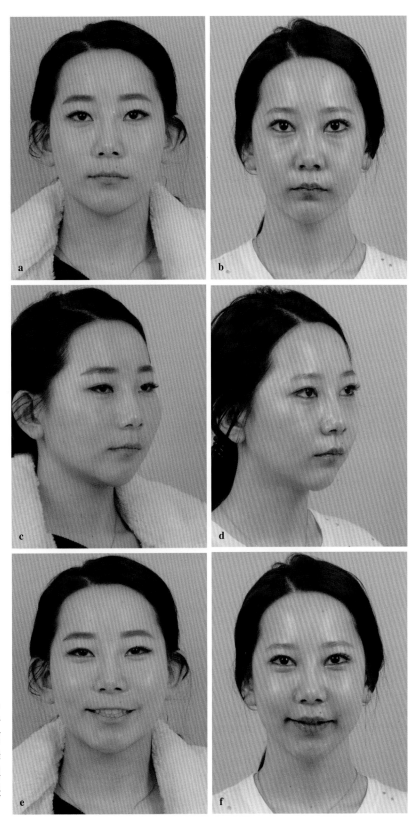

图 22.6　患者女性，22 岁。a、c、e. 术前；b、d、f. 颧骨降低联合外眦下降成形术后。术后 6 个月，面中部侧面轮廓光滑。睑裂的斜度降低，外眦向外延长，巩膜向下暴露较多，给人更柔和的印象，尤其是微笑时

案例 2

患者女性，52 岁，中度皮肤下垂和皱纹，寻求微创面部年轻化，要求并发症风险低、恢复时间快。行弹性面中部提升术，效果良好（图 22.7）。

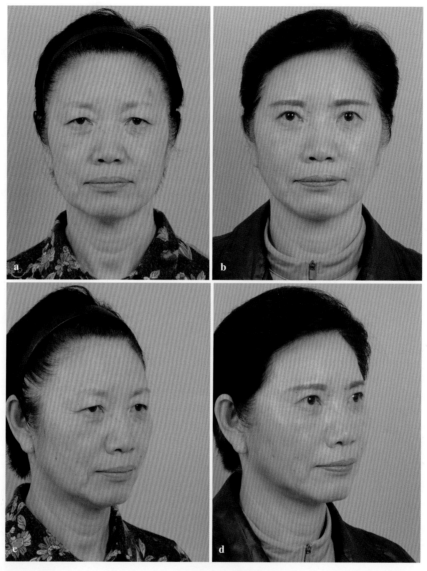

图 22.7 患者女性，52 岁。a、c. 术前；b、d. 弹性线面中部提升术后。术后显示面中部侧面轮廓光滑，给人以柔和的印象

讨 论

将蒙古人种样上斜眼下降，减少了眼睛下方的宽边，使高颧骨变得不太明显，尤其是在微笑时。手术的最佳适应证是：①眼球突出。②外眦与眶外侧缘之间的距离为 4 mm 或更多。③外侧穹窿深度大于 3 mm[7]。一般认为，男性睑裂斜率平均为 8.5° ±2°，女性为 8.8° ±2.5°。当为亚洲患者施行外眦成形术时，最好以 8.5°作为男性的标准，8.8°作为女性的标准[8]。

没有一种技术可以解决所有种类的小睑裂，

手术医师必须掌握一套技术来治疗特定类型的小睑裂。在合适的技术中，医师可以选择最舒适的一种。

两种最常见的并发症是矫正不足和不对称。矫正不足通常是由于复发或外眦固定缝线的位置不当。外眦矫正不足可以在手术后一两周内进行修整，过了这段时间，则应在6个月后或直到增生反应消退后才能再行修整。由于外眦角度和水平长度的不对称，经常需要重修。为了防止不必要的重修，应向患者详细地解释，两只眼的外眦水平长度和垂直方向如何会有不同。术前，医师应告知患者左、右眼之间出现微小差异的可能性，再次手术的可能性，以及这些手术的局限性。我们方法的缺点是当结膜被拉出太多，会有红色结膜暴露，以及在下睑的外侧有可见的瘢痕。

软组织肥厚的患者单做面部骨骼轮廓整形术改善很小，因为脂肪层和肥厚的肌肉掩盖了手术效果，并还可能导致面颊下垂[1-3]。为了克服这些问题，需要做软组织提升手术。在多种方法中，作者更倾向于使用侵害较小的弹性线提升（Elasticum®，Korpo SRL，Genova，Italy）。弹性线提升比倒刺线提升有四个优点。首先，它比可吸收倒刺线提升效果维持时间更长[9]。第二，弹性线具有弹性，在静态和动态提升效果更自然。第三，弹性线由于与软组织具有相似质地且无倒刺，不易触摸到。第四，当需要去除弹性线时，由于线的不可吸收芯为硅胶，不会与周围结缔组织粘连，因此可以很容易地去除。但它也有一些局限性。首先，许多患者害怕在他们的脸上放置不可吸收材料。第二，外科医师需要一定时间学习才能掌握插入层次、控制牵拉力量等。第三，与倒刺线提升相比，其长期效果和并发症的临床数据尚少。

为了实现最自然、最和谐的面中部轮廓，特别是对于东亚人，具有独特解剖特征和特殊要求及目标的情况下，手术医师不仅要掌握颧骨降低术，还要掌握一些协同手术（外眦下降术和面中部提升术）。当这些手术最佳地应用时，会产生真正的协同效果。

参考文献

[1] Jin H. Reduction malarplasty. J Korean Soc Aesthetic Plast Surg. 2010;16:1–8.

[2] Baek RM, Kim J, Kim BK. Three-dimensional assessment of zygomatic malunion using computed tomography in patients with cheek ptosis caused by reduction malarplasty. J Plast Reconstr Aesthet Surg. 2012;65(4):448–55.

[3] Jin H. Reduction malarplasty using an L-shaped osteotomy through intraoral and sideburns incisions. Aesthet Plast Surg. 2011;35(2):242–4.

[4] Garvey PB, Ricciardelli EJ, Gampper T. Outcomes in threadlift for facial rejuvenation. Ann Plast Surg. 2009;62(5):482–5.

[5] Abraham RF, DeFatta RJ, Williams EF III. Thread-lift for facial rejuvenation: assessment of long-term results. Arch Facial Plast Surg. 2009;11(3):178–83.

[6] Rachel JD, Lack EB, Larson B. Incidence of complications and early recurrence in 29 patients after facial rejuvenation with barbed suture lifting. Dermatol Surg. 2010;36(3):348–54.

[7] Fox SA. Opthalmic plastic surgery. 5th ed. New York, NY: Grune & Stratton; 1976. p. 223–5.

[8] Park DH. Anthropometric analysis of the slant of palpebral fissures. Plast Reconstr Surg. 2007;119(5): 1624–6.

[9] Huggins RJ, Freeman ME, Kerr JB, et al. Histologic and ultrastructural evaluation of sutures used for surgical fixation of the SMAS. Aesthet Plast Surg. 2007;31:719–24.